宝宝经络按摩简单学

李志刚◎主编

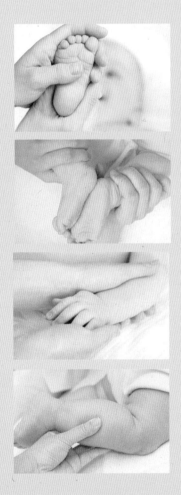

U0213783

新疆人民出版总社
新疆人民卫生出版社

图书在版编目（CIP）数据

宝宝经络按摩简单学/李志刚主编.--乌鲁木齐：
新疆人民卫生出版社,2016.9
（古法经络穴位养生书）
ISBN 978-7-5372-6697-0

Ⅰ.①宝… Ⅱ.①李… Ⅲ.①小儿疾病－经络－按摩
疗法（中医)Ⅳ.①R244.1

中国版本图书馆CIP数据核字(2016)第179329号

宝宝经络按摩简单学
BAOBAO JINGLUO ANMO JIANDAN XUE

出版发行	新疆人民出版总社 新疆人民卫生出版社
责任编辑	张　鸥
摄影摄像	深圳市金版文化发展股份有限公司
策划编辑	深圳市金版文化发展股份有限公司
封面设计	深圳市金版文化发展股份有限公司
地　　址	新疆乌鲁木齐市龙泉街196号
电　　话	0991-2824446
邮　　编	830004
网　　址	http://www.xjpsp.com
印　　刷	深圳市雅佳图印刷有限公司
经　　销	全国新华书店
开　　本	173毫米×243毫米　16开
印　　张	12
字　　数	150千字
版　　次	2016年11月第1版
印　　次	2016年11月第1次印刷
定　　价	29.80元

前言 Preface

　　宝宝生病了，到了医院动辄抽血、吃药、打针，孩子哭闹大人心疼，这种情况想必每个父母都会遇到。实际上，宝宝的很多小病痛不一定非要药物治疗，按摩就是一种操作简便，易学易用的纯绿色治疗方法，而且效果相当的明显。一方面在孩子发病之初，家长可以有效地干预病情，以避免不必要的药物副作用，另一方面用按摩来辅助药物的治疗，也可以起到增强免疫力，缩短病程的作用。

　　宝宝经络按摩是人类智慧的结晶，在世界各大古代文明体系中都有各具特色的育儿方法。埃及古老的医学经典著作中，有利用按摩抚慰宝宝哭闹不止的记载；印度古代医学典籍中也有通过按摩恢复患病宝宝健康的示例；墨西哥人传统中用按摩方式来治疗宝宝腹胀、便秘、消化不良、腹泻及呕吐等……

　　既然是按摩，就离不开穴位，可以说掌握穴位就是按摩的核心，就如同治病要对症，按摩首先就要找到穴位，知道穴位的功效主治。本书先采用图解的形式，详细介绍了110个儿童经穴的准确定位、功效主治及其常用操作手法，在了解了穴位的基础上，再着眼于宝宝的保健问题，根据四季保健的差异及宝宝体质的不同，一一分步介绍了相应的按摩保健方法，让家长们轻松做到因时制宜、因人而异的为宝宝呵护健康。然后图文并茂地教爸爸妈妈们，用按摩的方式解决8个最常见而又令人头疼的宝宝成长小问题，比如个头赶不上同龄孩子、生长痛等。最后，针对宝宝生活中常见的24种病症，给出了操作性强、简单实用有效的按摩祛病法，并一一附上了这些病症的生活养护建议，部分病症还用中医的辨证论治法进行了分型加穴治疗，提供养护的食疗食谱。

　　本书深入浅出、通俗易懂，对于没有中医基础的家长，只需要付出一点时间，培养一点兴趣，每个人都可以成为宝宝的私人医生。

目录 Contents

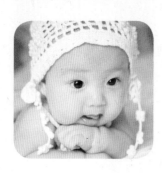

001	扉页
002	版权页
003	前言
004 ～ 010	目录

001	**第一章 必备知识，** 为了宝宝的健康而学习

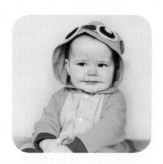

002	**保健祛病，先了解宝宝的年龄分期**
002	受妈妈健康影响的胎儿期
002	患病率高的新生儿期
002	抗病力较弱的婴儿期
003	易患急性病的幼儿期
003	免疫力提高的幼童期
003	抗病能力进一步增强的儿童期
003	变化明显的青春期
004	**从成长发育规律上来判断孩子健康与否**
004	体重
005	身长
005	头围
005	胸围
005	囟门
006	**宝宝有"苦"说不出？望诊来帮忙**
006	望面色
007	察指纹
008	望五官
009	察二便
010	**育儿误区知多少**
010	宝宝吃得多、长得胖才健康？
011	宝宝出牙越早越好？
011	枕秃是宝宝缺钙的表现？
012	小宝宝用学步车比较好？

012 | 频繁做体检、吃补剂是护健康?

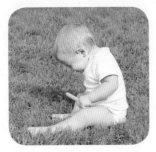

013 第二章 经络是宝宝最好的健康守护者

014 经络按摩带给宝宝的不止身体健康
014 了解小儿的健康状况防病痛
014 运气血，促排毒，助放松
015 特效穴缓不适效果佳
015 强免疫，疾病少造访
015 提高睡眠质量，生长发育有保证
015 培养孩子的爱心

016 宝宝的经络与大人的不尽相同

017 要按摩，得先看宝宝适不适合
017 适宜年龄
017 适应证与禁忌证

018 帮宝宝取穴，基本技巧要掌握
018 体表标志取穴法
018 手指同身寸取穴法
019 骨度分寸法
019 感知找穴法

020 宝宝经络按摩十大常用手法
020 推法
020 揉法
021 按法
021 掐法
021 运法
021 拿法
022 搓法
022 擦法
022 摇法
022 摩法

023 加点介质，宝宝按摩更舒适
023 滑石粉
023 爽身粉

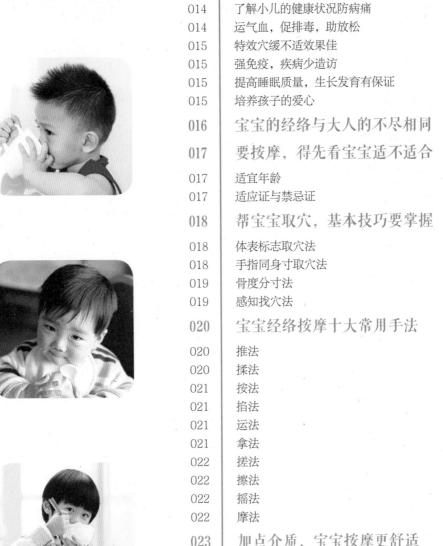

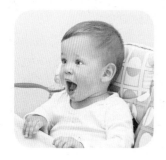

023 | 凉水
023 | 薄荷水

024 | **给宝宝按摩，请注意这些**
024 | 安心的氛围
024 | 按摩时不宜过饱或者饥饿
024 | 按摩时间的控制

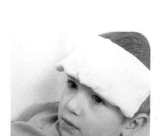

026 | **第三章　挖掘孩子身上的宝，"穴"会将健康献给孩子**

026 | **小儿头面部腧穴**
026 | 百会
026 | 四神聪
027 | 天门
027 | 坎宫
028 | 天庭
028 | 天心
029 | 印堂
029 | 太阳
030 | 鱼腰
030 | 睛明
031 | 山根
031 | 准头
032 | 延年
032 | 迎香
033 | 人中
033 | 听宫
034 | 颊车
034 | 承浆
035 | 耳后高骨
035 | 风池

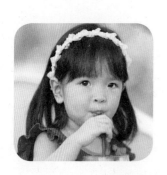

036 | **小儿躯干部腧穴**
036 | 中府
036 | 乳旁
037 | 乳根
037 | 天突
038 | 膻中
038 | 期门

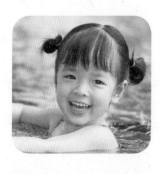

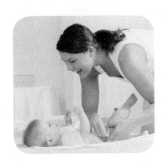

039 中脘
039 建里
040 神阙
040 天枢
041 大横
041 气海
042 肚角
042 关元
043 腹
043 胁肋
044 大椎
044 肩井
045 肩髃
045 肺俞
046 心俞
046 肝俞
047 胆俞
047 脾俞
048 胃俞
048 肾俞
049 命门
049 腰阳关
050 八髎
050 七节骨
051 龟尾（长强）
051 脊

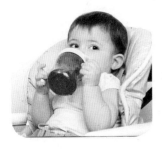

052　小儿上肢部腧穴

052 三关
052 天河水
053 曲池
053 膊阳池
054 外关
054 内关
055 列缺
055 太渊
056 神门
056 一窝风
057 合谷
057 四横纹
058 肺经

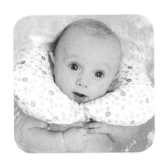

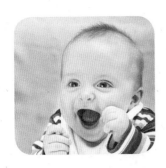

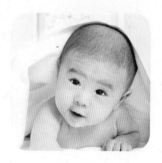

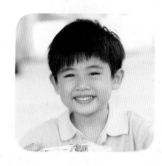

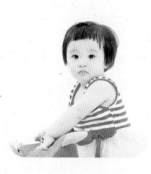

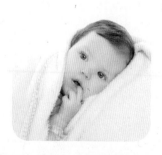

058 心经
059 肝经
059 脾经
060 胃经
060 肾经
061 大肠经
061 小肠经
062 三焦经
062 六腑
063 大横纹
063 小横纹
064 掌小横纹
064 小天心
065 内劳宫
065 外劳宫
066 内八卦
066 外八卦
067 总筋
067 板门
068 少商
068 端正
069 老龙
069 十宣
070 二马
070 二扇门
071 威灵
071 精宁

072 小儿下肢部腧穴

072 箕门
072 百虫窝
073 委中
073 血海
074 阴陵泉
074 阳陵泉
075 足三里
075 丰隆
076 前承山
076 后承山
077 三阴交
077 昆仑

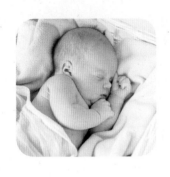

078 | 解溪
078 | 太冲
079 | 内庭
079 | 行间
080 | 厉兑
080 | 涌泉

081 **第四章 顺应四时，调理体质，宝宝按摩保健跟着做**

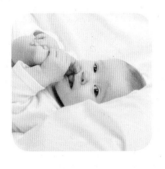

082 | 春季保健，养肝为主
084 | 夏季保健，养心为主
086 | 秋季保健，养肺为主
088 | 冬季保健，养肾为主
090 | 健康体质，重在保持
093 | 寒型体质，温养脾胃
096 | 热型体质，清热泻火
099 | 湿型体质，健脾化湿
102 | 虚型体质，气血双补

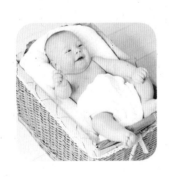

105 **第五章 按摩得宜，解决宝宝的常见问题**

106 | 宝宝不爱吃饭
108 | 宝宝赶不上同龄孩子的个头
110 | 宝宝总哭闹不睡觉
112 | 宝宝视力下降了
114 | 宝宝总是出很多汗
116 | 宝宝常说梦话
118 | 宝宝频繁尿床
120 | 宝宝出现生长痛

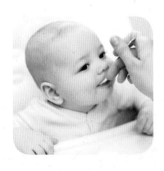

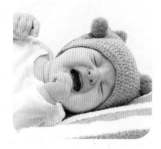

121 | # 第六章 做个家庭御医，
经络按摩改善宝宝病症

122 | 发热

124 | 感冒

127 | 咳嗽

130 | 扁桃体炎

133 | 咽炎

136 | 哮喘

139 | 流鼻血

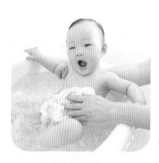

142 | 过敏性鼻炎

145 | 口疮

148 | 牙痛

151 | 流涎

154 | 消化不良

156 | 便秘

159 | 腹泻

162 | 疝气

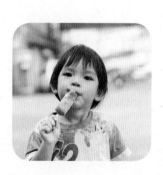

164 | 脱肛

166 | 疳积

168 | 佝偻病

170 | 夜啼

172 | 百日咳

174 | 湿疹

176 | 流行性腮腺炎

178 | 肥胖

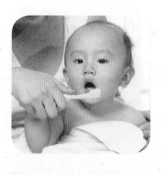

180 | 麻痹后遗症

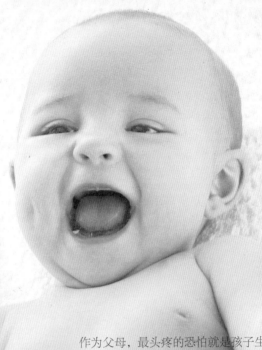

第一章

必备知识，为了宝宝的健康而学习

作为父母，最头疼的恐怕就是孩子生病了。看着以往活泼的孩子，一患病就变得无精打采，尤其是在看到孩子吃药时不合作和打针时的"哇哇"大哭，父母们的心里是既着急又难过。如果学会了经络按摩，就不用再眼睁睁看着孩子饱受疾病折磨而束手无策。

但是，儿童处于不断地生长发育中，不同阶段的生理特点与成人有所不同，其经络穴位也是不尽相同的，如果按照成人经络的状态来进行按摩治疗，效果不明显，有时候甚至会弄巧成拙。所以，为了宝宝的健康，学习一点相关知识很有必要。

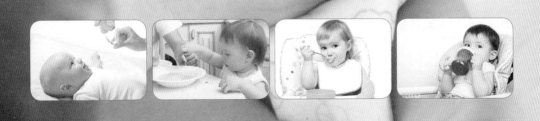

保健祛病，先了解宝宝的年龄分期

受妈妈健康影响的胎儿期

　　胎儿期是指从受孕到分娩共 40 周。胎儿通过脐带吸收来自母体的营养物质而生存，因此，妈妈的健康对胎儿的生长发育影响巨大。妈妈的身体若是受到物理或药理损伤、感染、营养缺乏、心理创伤、疾病等因素影响，会直接影响胎儿发育，严重者可导致流产、死胎、先天性疾病或生理缺陷等。

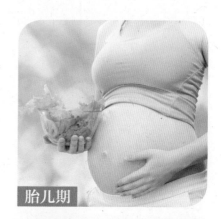

胎儿期

患病率高的新生儿期

　　从出生到满 28 天期间称为新生儿期。新生儿的内外环境发生了很大变化，开始呼吸和调整血液循环，依靠自己的消化系统和泌尿系统，摄取营养和排泄代谢产物。形体上体重增长迅速，大脑皮质主要处于抑制状态，兴奋度低。新生儿患病死亡率高，如早产、畸形、窒息、胎黄、脐风、呼吸道感染、惊风等，多与胎内、分娩以及护理不当有关系。

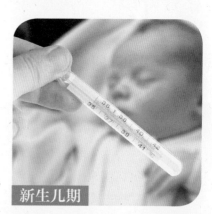

新生儿期

抗病力较弱的婴儿期

　　从出生 28 天后到满 1 周岁称为婴儿期。婴儿生长发育非常快，对营养的要求非常高，多以母乳或牛乳喂养，辅助食品可适当增加。此时的婴儿脏腑娇嫩，形气未充，抗病能力较弱。恶心、呕吐、腹泻、营养不良及感染性疾病易发作。

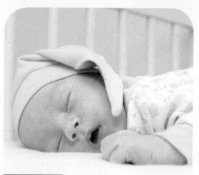

婴儿期

易患急性病的幼儿期

从1周岁到3周岁称为幼儿期。这一时期宝宝体格增长较前一段时间缓慢，生理功能日趋完善，乳牙逐渐出齐，语言能力发展迅速，可断奶喂养。饮食不当有可能会引起厌食、呕吐、腹泻以及营养不良等病症。

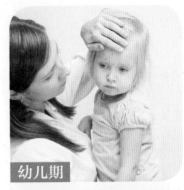

幼儿期

免疫力提高的幼童期

从3周岁到7周岁称为幼童期。幼童体格生长减缓，而神经系统发育迅速，语言能力进一步提高，理解和模仿能力增强。此时的幼童活泼好动，但又对未知的危险没有防范能力，常会导致中毒、溺水、摔伤等意外事故。同时，幼童自身的抗病能力有所提高，肺病的患病率有所下降。

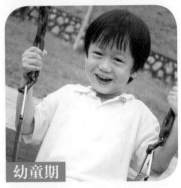

幼童期

抗病能力进一步增强的儿童期

从6～7周岁到12～13周岁称为儿童期。儿童体重增长加快，开始更换乳牙。除生殖系统外，其他身体器官发育接近成人水平，身体营养需求旺盛。对疾病的抵抗能力进一步增强，学龄儿童的近视发病率大大增加,同时龋齿、肾病综合征、哮喘、过敏性紫癜、风湿等疾病的发病率提高。

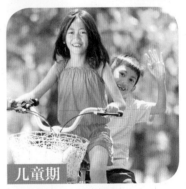

儿童期

变化明显的青春期

女孩一般从11～12周岁到17～18周岁称为青春期，男孩则是从12～14周岁到18～20周岁称为青春期。青春期的孩子生殖系统发育迅速，体格增长快，身高明显增长，第二性征显现，心理和生理变化明显。生长旺盛易带来烦恼的痤疮、第二性征发育异常等疾病。青春期的少年表现出强烈的自立要求和好胜心，同时也表现出对异性的特殊兴趣。

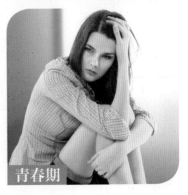

青春期

从成长发育规律上来判断孩子健康与否

体重

体重是衡量体格生长的重要指标，也是反映宝宝营养状况最易获得的灵敏指标。宝宝体重的增长不是等速的，年龄越小，增长速率越快。出生最初的 6 个月呈现第一个生长高峰，尤其是前 3 个月；后半年起逐渐减慢，此后稳步增长。出生后前 3 个月每月体重增长 700 ~ 800 克，4 ~ 6 个月每月体重增长 500 ~ 600 克，故前半年每月体重增长 600 ~ 800 克；下半年每月增长 300 ~ 400 克。出生后第二年全年体重增长 2.5 千克左右，2 岁至青春期前每年体重稳步增长约 2 千克。

临床可用以下公式推算小儿体重：

1 ~ 6 个月体重（千克）=3+0.7 x 月龄

7 ~ 12 个月体重（千克）=7+0.5 x（月龄 −6）

1 周岁以上体重（千克）=8+2 x 年龄

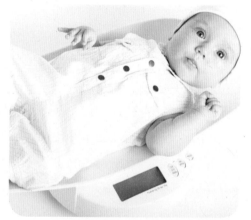

体重测定可以反映小儿的体格发育和营养状况，并作为临床用药量的主要依据。体重增长过快常见于肥胖症、巨人症，体重低于均值 85%以上者为营养不良。

身长

身长是指从头顶至足底的垂直长度。一般 3 岁以下小儿测量卧位时身长，3 岁以上小儿测量身高。测量身高时，应脱去鞋袜，摘帽，取立正姿势，枕、背、臀、足跟均紧贴测量尺。

新生儿身长约为 50 厘米。1 周岁内以逐月减慢的速度共增长约 25 厘米，一般前 6 个月每月增长约 2.5 厘米，后 6 个月每月增长约 1.5 厘米，第 2 年全年增长约 10 厘米，2 周岁后至青春期前，每年增长约 7 厘米。

临床可用以下公式推算小儿身长：

1 ~ 6 个月身长（厘米）=50+2.5 x 月龄

7 ~ 12 个月身长（厘米）=65+1.5 x（月龄 -6）

2 周岁以上身长（厘米）=85+7 x（年龄 -2）

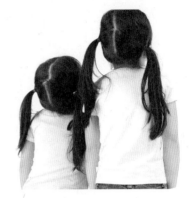

身长主要反映骨骼发育状况。身长在均值减 2 个标准差以下者，应考虑侏儒症、克汀病、营养不良等。

头围

头围的大小与脑的发育有关。测量头围时用软尺，用左手拇指将软尺零点固定于头部右侧齐眉弓上缘处，软尺从头部右侧绕过枕骨粗隆最高处而回至零点，读取测量值。测量时小儿应摘帽，长发者应将头发在软尺经过处上下分开，软尺紧贴皮肤，左右对称，松紧适中。

新生儿头围约为 34 厘米，出生后 6 个月增长约 9 厘米，7 ~ 12 个月增长约 2 厘米，1 周岁时 45 厘米，第 2 年增长约 2 厘米，5 岁时增长至 50 厘米，15 岁时接近成人，为 54 ~ 58 厘米。

胸围

胸围的大小与肺和胸廓的发育有关。测量胸围时，3 岁以下小儿可取立位或卧位，3 岁以上，取立位。被测者处于安静状态，两手自然下垂或平放（卧位时），两眼平视，测量者立于被测者右侧或前方，用软尺由乳头向背后绕肩胛角下缘 1 周，取呼气和吸气时的平均值。

测量时软尺应松紧适中，前后左右对称。新生儿胸围约 32 厘米，1 岁时约 44 厘米，接近头围，2 岁后胸围渐大于头围。一般营养不良的小儿由于胸部肌肉、脂肪发育差，胸围超过头围的时间较晚；反之，营养状况良好的小儿，胸围超过头围的时间则提前。

囟门

囟门有前囟、后囟之分。前囟是额骨和顶骨之间的菱形间隙，后囟是顶骨和枕骨之间的三角形间隙。其测量方法为测对边中点连线距离。

大约 25% 的儿童的后囟在初生时已闭合，其余也应在出生后 2 ~ 4 个月内闭合。前囟应在出生后 12 ~ 18 个月内闭合。

囟门反映小儿颅骨间隙闭合情况，对某些疾病诊断有一定意义。囟门早闭且头围明显小于正常者，为头小畸形；囟门迟闭及头围大于正常者，为脑积水、佝偻病等。囟门凹陷多见于阴伤液竭之失水；囟门凸出多见于热炽气营之脑炎、脑膜炎等。

宝宝有"苦"说不出？望诊来帮忙

望面色

面色是脏腑气血盛衰的外部表现，宝宝面色以红润而有光泽为正常，枯槁无华为不良。中医望诊的主要色泽以五色主病，即赤、青、黄、白、黑。

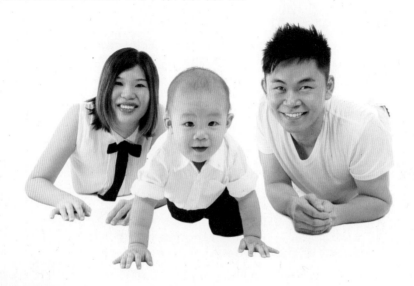

赤色

病因：多主热证，气血得热则行，热盛则血脉充盈而红。

病症：外感风热：面红耳赤，咽痛；阴虚内热：午后颧红。

青色

病因：多为寒证、痛证、瘀血和惊风。

病症：里寒腹痛：面色青白，愁眉苦脸；惊风或癫痫：面青而晦暗，神昏抽搐。

黄色

病因：多属体虚或脾胃湿滞。

病症：脾胃失调：面黄肌瘦，腹部膨胀；肠寄生虫病：面黄无华，伴有白斑。

白色

病因：多为寒证、虚证，为气血不荣之候。

病症：肾病：面白且有浮肿为阳虚水泛；血虚：面白无华，唇色淡白。

黑色

病因：多为肾阳虚衰，水饮不化，气化不行，阴寒内盛，血失温养，气血不盛。

病症：水饮证：眼眶周围色黑。

察指纹

指纹是指宝宝食指桡侧面所显露的浅表静脉。指纹可分为三关，自虎口向指端，第 1 节为风关，第 2 节为气关，第 3 节为命关。在光线充足的地方，一手捏住宝宝食指，用另一手拇指桡侧在宝宝食指桡侧从命关到风关，用力且适中地推几下，指纹即显露。

正常：淡红略兼青，不浮不沉，隐现于风关之上。

病症：浮沉分表里，红紫辨寒热，三关测轻重。即指纹浮现明显者，多为病邪在表；指纹成而不显者，多为病邪在里。色鲜红者，多外感风寒；色紫红者，多为热证；色青者主风、主惊、主痛；色紫黑者，多为血络郁闭，病情危重。指纹细而浅淡者，多属虚证；粗而浓滞者，多属实证。指纹显于风关，表示病邪清浅；过风关至气关者，为邪已深入，病情较重；过气关达命关者，为邪陷病深；若指纹透过风、气、命三关，一直延伸指端者，即所谓"透关射甲"，提示病情危重。

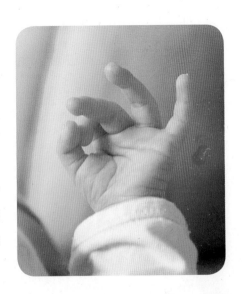

望五官

中医认为，人体内五脏与外在的五官有着密切的关系，脏腑的病变往往反映在五官的变化上。因此，察看五官，可以找到脏腑病变的痕迹。

眼睛——目为肝之窍

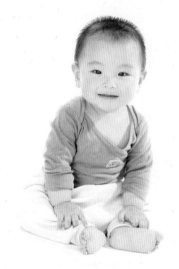

观察部位：眼神、眼睑、眼球、瞳孔、巩膜、结膜。

正常：目光有神，光亮灵活，肝肾气血充盈。

惊风：两目呆滞或直视上窜。

病危：瞳孔缩小或不等或散大或无反应。

舌头——舌为心之苗

观察部位：舌体、舌质、舌苔。

正常：舌体淡红润泽，活动自如，舌苔薄白而干湿适中。

气血虚亏：舌质淡白。

气滞血瘀：舌质发紫。

邪入营血：舌质红绛。

嘴巴——脾开窍于口

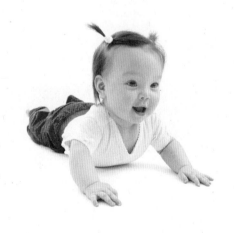

观察部位：口唇、牙齿、齿龈、口腔黏膜、咽喉。

正常：唇色淡红润泽，齿龈坚固，口中黏膜平滑。

血瘀：唇色青紫。

胃火上冲：齿龈红肿。

鹅口疮：满口白屑。

麻疹早期：两颊黏膜有白色小点，周围有红晕。

鼻子——肺开窍于鼻

观察部位：有无分泌物、分泌物的形状以及鼻子的外观。

正常：鼻孔呼吸正常，无鼻涕外流，鼻孔湿润。

感冒：鼻塞流清涕，为外感风寒引起的感冒；鼻流黄浊涕，为外感风热引起的感冒。

肺热：鼻孔干燥。

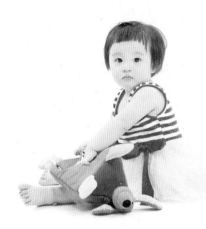

耳朵——耳为肾之窍

观察部位：耳朵的外形、耳内有无分泌物。

正常耳朵：耳郭丰厚，颜色红润，即为先天肾气充足。

腮腺炎：以耳垂为中心的周缘弥漫肿胀。

中耳炎：耳内疼痛流脓多为肝胆火盛。

察二便

宝宝的大小便对疾病诊断有用，来看病时，家长要带一份新鲜的大便或早晨的第一次尿。

大便

正常：颜色黄而干湿适中，新生儿以及婴儿的大便较稀薄。

内伤乳食：大便稀薄。

细菌性痢疾：大便赤白黏冻，为湿热积滞。

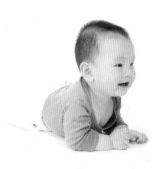

小便

正常：尿色多清白或微黄。

疳证：小便混浊如米泔水，为饮食失调，脾胃虚寒，消化不佳。

黄疸：小便色深黄多为湿热内蕴。

育儿误区知多少

宝宝吃得多、长得胖才健康？

很多家长希望宝宝"超平凡"生长发育，认为自己宝宝比别的宝宝吃得多、长得胖、长得快就好。有的家长认为自家 6 个月的宝宝长得像 9 个月大，会因此而自豪，或者 9 个月的宝宝要穿 15 个月婴儿的衣服才合适，让家长觉得非常荣耀。

这种过快生长不是健康的标志，反而预示着今后出现肥胖的可能性极大。世界卫生组织多次强调肥胖和生长迟缓都属于营养不良。

如果宝宝生长速度过快，应考虑宝宝是否存在摄入蛋白质过多、进食量过多、活动量过少等问题；宝宝长得过胖，不仅是对身体的一种伤害，对心理的伤害更大。宝宝因为年纪太小，有时候不太懂得尊重他人，在一起玩的时候，比较胖的小孩总会受到其他小朋友的歧视和嘲笑，这样一来，他们就不愿意参加集体活动，慢慢地变得孤僻和自卑，时间长了，心理发育肯定受到严重影响。

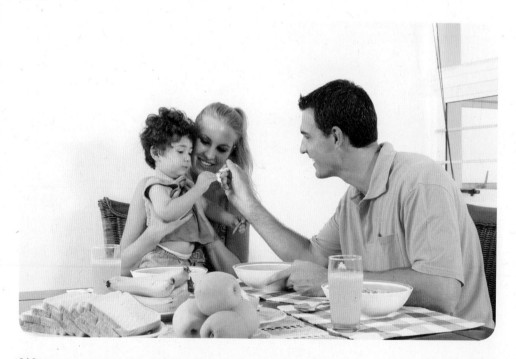

宝宝出牙越早越好？

比较宝宝之间生长发育的异同，是家长自觉与不自觉的日常"工作"。宝宝出牙早晚快慢更是家长们津津乐道的话题。实际上，每个宝宝长牙的历程并没有可比性。出牙起始时间不同，出牙顺序不同，出牙引起的反应不同，同龄婴儿牙齿数量也不同。宝宝出牙的顺序没有固定模式，出牙的速度节奏也因人而异。

在评价宝宝的出牙情况之前，家长首先应纵向了解身长、体重、头围等指标的近期变化；牙齿萌出、囟门缩小情况；还有大运动发育、小运动发育、进食量和喂养行为、语言等众多发育状况。若宝宝的其他生长指标都正常，即使出牙慢点也不必担心。

枕秃是宝宝缺钙的表现？

缺钙的表现之一是枕秃，但是枕秃却并不代表缺钙。几乎每个婴儿从生后2个月开始都会出现脑后、颈上部位头发稀少的现象。只是每个婴儿枕部头发稀少程度不同。严重者枕部几乎见不到头发，医学上称为枕秃。

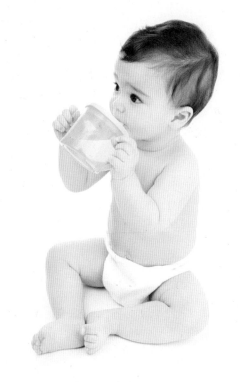

枕秃形成的原因有：宝宝入睡时常常出汗，有时甚至大汗淋漓，这样枕头就会被汗液浸湿。宝宝也会感到不适，出现身体动作增多，包括左右摇晃头部。这样婴儿头枕部经常与枕头或床面摩擦，头发就会变少；宝宝2个月后开始对外界的声音、图像表现出兴趣。特别是妈妈，不仅声音可以吸引宝宝，而且外表也会引起宝宝的注意。此阶段，由于宝宝只能平躺，要想追逐妈妈，只能通过转头才可达到。这样经常左右转头，枕部的头发受到反复摩擦，就会出现局部脱发；宝宝所枕的枕头或平躺的床面较硬，都可对枕部头发产生压迫，其结果也会造成局部头发变少。

小宝宝用学步车比较好？

宝宝的站、走、跑、跳，都是随着发育自然而然的事情，不是"练"出来的。而且学步车有一较宽的带子置于两腿间，导致宝宝在学步车内不能真正站直，易诱发"O"形腿的形成。宝宝尚未成熟到能够行走时，强迫他行走，容易造成腿部和脊柱骨骼发育受损。

除此之外，学步车把婴儿固定在其内，使婴幼儿失去学习各种动作的机会。如果婴儿处在学爬期，使他得不到爬行的锻炼；如果婴儿处在学站、练走阶段，他不能独站，将来走路也会迟些。这都不利于促进身体的全面发展。

同时，长期待在学步车里的婴儿缺乏同自身周围的各种事物的联系能力，他只会自己一会儿向左猛冲，一会儿向右猛冲，没有人接近他，会使他变成一个冲撞、激进的宝宝；父母忙于自己的事务，不与宝宝说话，也不牵着宝宝的手练习走路，宝宝的学习感觉、思维和语言发展受到限制。

频繁做体检、吃补剂是护健康？

许多家长总是会怀疑宝宝身体缺少这样那样的营养，于是就隔三差五带着宝宝去体检。在体检时，只有做特殊测定、抽血才能证明健康体检的有效性，才能检测出身体是否真正健康。因此我们常常在医院见到很多家长正带着宝宝穿梭于每个科室，做一系列的特殊检查，如检测智商、骨密度、测视力……在他们看来，一份全面的体检应包括微量元素、骨密度、视力等检查，而对于婴儿进食和生长评估、运动发育评测等项目，则因没有仪器设备的参与而感觉不到是在体检。

事实上，对婴幼儿的体检应包括饮食起居的询问、生长评估、身体检查、发育评价（大运动、精细运动、语言、社交）。重点在于与家长的交流，并一同制订下一步养育方案，而不在于给一堆化验报告，开一些钙、铁、锌等补养品。

家长要明确，化验检查永远是辅助检查，补养品永远是补充饮食的不足，而不是主要内容。

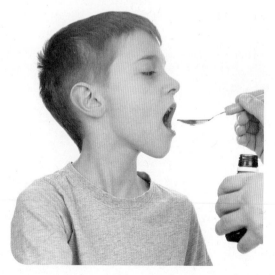

第二章

经络是宝宝最好的健康守护者

每一个孩子从出生后就开始面临着各种疾病的威胁，但是，有一种既操作简便、易学易用，又能防病治病，还可以免除家人奔波医院的辛劳，大大减少孩子在治病过程中的恐惧和痛苦的方法，那就是宝宝经络按摩。

宝宝按摩疗法的产生过程，正体现了父母对孩子的关切和爱。当孩子身体感到不舒服的时候，父母的手就会很自然地去按摩孩子不舒服的地方，如肚子痛时就会去揉揉肚子，颈痛时就会去按按颈部。久而久之，人们逐渐发现并形成了系统的小儿按摩疗法，在按摩中父母可以把自己对孩子的关爱融入当中，慢慢的这种习惯会带给孩子长久的健康。

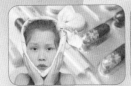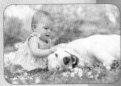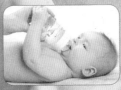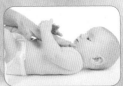

经络按摩带给宝宝的不止身体健康

了解小儿的健康状况防病痛

父母通过按压来刺激小儿的穴位及反射区，轻则出现酸、麻、胀的感觉，重则会出现发软、疼痛的感觉，这是通过按摩作用于相对应的经络、血管和神经所发生的综合反应，因此形成了一般人"痛则不通、通则不痛"的治疗印象。此外，穴位及反射区表皮的冷热粗细、硬块肿痛和色泽等，都可作为父母了解小儿内脏健康的参考。

运气血，促排毒，助放松

按摩穴位及反射区可促进身体气血的运行，有利于排毒。还可改善皮肤吸收营养的能力和肌肉张力，使身体不紧绷，筋骨不易受伤，有助于身体放松。而人的手具备了可舒缓疲倦和疼痛的能力，特别是手指，它是人类感觉器官中最发达的部位，父母用手指给小儿按摩最合适不过了。

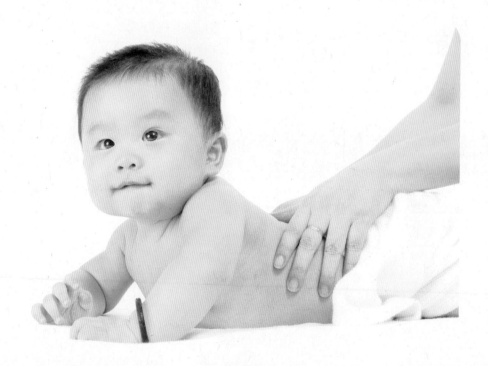

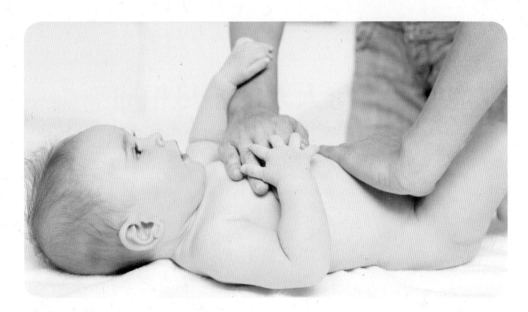

特效穴缓不适效果佳

人体的穴位遍布全身，从头顶到脚尖都有治疗疾病的特效穴位，例如：父母按压中府穴对于长期郁闷不乐，心情烦躁，时时感到胸闷气短的小儿，有立竿见影的效果。特效穴不但可以针对单一疾病做治疗，还可调理全身生理功能，强身健体，十分适合小儿平日的保健。

强免疫，疾病少造访

长期的按摩能辅助增强孩子的食欲，并加强消化吸收功能。孩子吃得好，营养吸收充分，机体的免疫功能自然能得到保证，减少疾病的发生。

提高睡眠质量，生长发育有保证

经常被按摩的孩子，普遍能够顺利入睡，夜间哭闹的现象很少，睡眠质量较高。而生长激素的分泌和调节一般是在晚上进行的较旺盛，孩子安眠，有助于体内激素的分泌调节，从而利于小儿的生长发育。

培养孩子的爱心

经常被父母抚摸接触的孩子，不会感到孤单、寂寞，父母给孩子进行按摩，既增加了和孩子接触交流的机会，又有助于增加孩子的安全感、自信心和爱心，使他们心情舒畅、情绪稳定，避免出现紧张、恐惧的心理。

宝宝的经络与大人的不尽相同

儿童穴位治疗的原理和成人穴位治疗的原理一样，都是以刺激穴位和疏通经络作为防病治病、保健的基础，依靠在各种穴位施以不同的按摩手法，调节腑脏、气血，来达到强身健体的作用。但由于宝宝容易哭闹、反抗，而且在带病状况下更容易情绪不稳定，若强行脱衣按摩容易加重宝宝的病情。因此古人在长期的医学实践中，探索和总结出以头部和四肢为主的宝宝按摩特定方法。

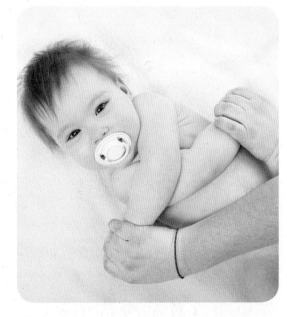

有些小儿经络穴位在应用方面和成人有相同之处，比如太阳穴、人中穴、关元穴、足三里穴等穴位，也有与成人截然不同的地方，比如成人按摩攒竹穴，小儿叫"推坎宫"。

小儿的特定穴位，大部分分布在"肌肉纹理、节结、缝会宛陷"处，有着各种各样的形态，如孔穴点状：小天心、一窝风、二扇门、精宁穴等；从点到点的线状：三关、天河水、六腑、坎宫等；人体的某一部位呈面状：腹、胁肋、五经等。

小儿穴位疗法的命名特点有三类，一是根据经络脏腑的名称命名，如心经、脾经、大肠经、肾经等；二是根据解剖部位命名，如四横纹、掌小横纹、天柱等；三是根据人体部位命名，如五指节、脐、腹、脊等。了解这些穴位命名的依据，有助于家长掌握这些特定穴位的定位。

小儿穴位按摩所需要操作的时间和次数，一般要根据小儿的具体情况如年龄、体质、病情等来决定，因人而异，因病而异，酌情增减。小儿穴位疗法中最主要的5条关键经络全都在孩子的五指上，这是孩子与生俱来的巨大财富，故有"小儿百脉汇于双掌"的说法。孩子的5根手指分别对应着脾、肝、心、肺、肾，按摩孩子的5根手指就可以调理五脏，还可以防治小儿疾病。

要按摩，得先看宝宝适不适合

宝宝按摩属于外治疗法，简单、舒适、有效、相对安全无毒副作用，因此应用广泛，疗效显著，易于接受。但是，父母给宝宝按摩之前也需要掌握一些按摩的适应证和禁忌证，以免盲目按摩，给宝宝造成不必要的伤害。

适宜年龄

一般来说，小儿按摩疗法主要适宜于 6 岁以下的小儿，6 ~ 12 岁的小儿除选用小儿按摩的特定穴位外，还可以配合选用成人按摩的某些手法，结合穴位进行治疗，可有较好的疗效。随着年龄的增大，按摩次数和操作时间可相应增加。

适应证与禁忌证

适应证

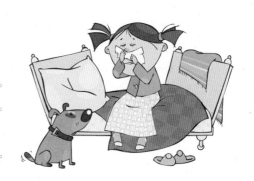

●呼吸系统疾病，如感冒、咳嗽、支气管哮喘等。

●消化系统疾病，如腹泻、腹痛、呕吐、疳积等。

●泌尿系统疾病，如遗尿、膀胱湿热等。

●其它系统疾病，如惊风、夜啼、小儿麻痹症等。

禁忌证

●急性传染病，如水痘、肝炎、肺结核、猩红热等。

●各种恶性肿瘤，危重病及严重的心脏、肝脏、肾脏病等。

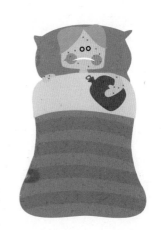

●各种皮肤病患处及皮肤破损处，如烧伤、烫伤等。

●紫癜、再生障碍性贫血等出血性疾病。

●骨与关节结核、化脓性关节炎、骨折早期和截瘫初期等。

帮宝宝取穴，基本技巧要掌握

父母在帮宝宝按摩的时候，找准穴位按摩就是找对地方进行按摩，这样才能获得良好的保健功效。在这里，我们介绍一些大家都能够使用的简单的寻找穴位的诀窍。

体表标志取穴法

体表标志取穴法是以人体解剖学的各种体表标志为依据，来确定腧穴位置的方法。人体体表标志，可分为固定标志和活动标志。

固定标志： 由骨节、肌肉所形成的凸起、凹陷及五官轮廓、指甲、乳头、肚脐等部位，是不受人体活动影响，固定不移的标志。如：以肚脐为标志，脐中即为神阙穴，脐中上 1 寸是水分穴，脐中下 1 寸是阴交穴，脐旁开 2 寸是天枢穴等。

活动标志： 关节、肌肉、肌腱及皮肤随着活动而出现的空隙、凹陷、皱纹等部位，是在活动姿势下才会出现的，以此定位腧穴位置。如：下颌角前上方约一横指当咬肌隆起，按之凹陷处是颊车穴；让掌五指在同一平面，拇指与其余四指成 90 度，拇指根部两个肌腱间的凹陷就是阳溪穴等。

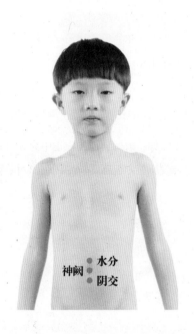

神阙　●水分
　　　●阴交

手指同身寸取穴法

手指同身寸取穴法是幼儿按摩中最简便、最常用的取穴方法。利用自身手指作为测量穴位的尺度，中医称为"同身寸"。人有高矮胖瘦，不同的人的手指尺寸也不一样。因此，找小儿身上的穴位时，要以小儿自身的手指作为参照物，切勿用大人的手指去测量。

1寸： 拇指指间关节的横向宽度。

1.5寸： 食指和中指二指指腹横宽。

2寸： 食指、中指和无名指三指指腹横宽。

3寸： 食指、中指、无名指、小指并拢，以中指近端指间关节横纹为准，四指横向宽度。

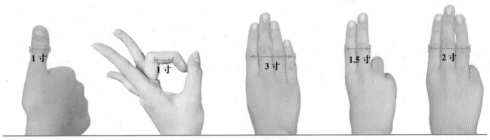

常用同身寸示意图

骨度分寸法

　　骨度分寸法是以骨节为标志，将两骨节之间的长度折量为一定的分寸，用以确定腧穴位置的方法。不论男女、老少、高矮、胖瘦，均可按一定的骨度分寸在其自身测量。如：眉间到前发际正中为3寸；头部前发际正中至后发际正中为12寸；两乳头间为8寸；脐中至耻骨联合上缘为5寸等。

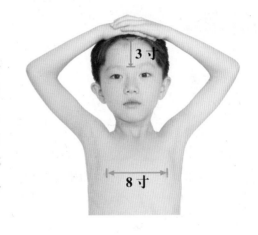

感知找穴法

　　身体感到异常，用手指压一压，捏一捏，摸一摸，如果有痛、痒、麻等感觉，或与周围皮肤有温度差，如发凉、发烫，那么这个地方就是所要找的穴位。感觉疼痛或按压时有酸、麻、胀、痛感的部位，可作为阿是穴治疗。阿是穴一般在病位附近，也可在病位较远的地方。

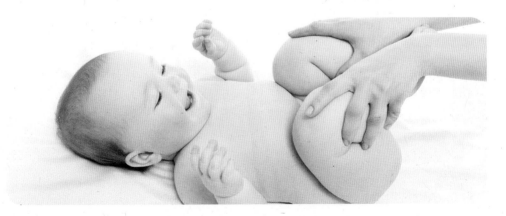

宝宝经络按摩十大常用手法

中医经穴疗法对于小儿保健是一个不错的选择，不仅可以增强亲子关系，还可以起到防病治病的功效。按摩的基础使用手法种类繁多，掌握正确的按摩手法有助于提升小儿防治疾病的效果。

推法

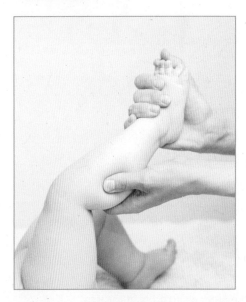

直推法：用拇指、食指或中指任一手指指腹在皮肤上做直线推动。

旋推法：用拇指指腹在皮肤上做顺、逆时针推动。

分推法：用双手拇指指腹按在穴位上，向穴位两侧方向推动。

手法要领：力度由轻至重，速度由慢至快。对初次接受治疗者需观察反应，随时询问其感觉以便调节力度和速度。

揉法

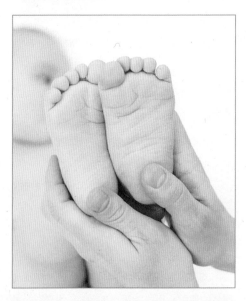

操作方法：用指端或大鱼际或掌根或手肘，在穴位或某一部位上做顺、逆时针方向的旋转揉动。

手法要领：手指和手掌应紧贴皮肤，与皮肤之间不能移动，而皮下的组织被揉动，幅度可逐渐扩大。

按法

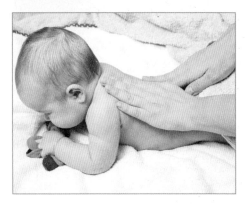

操作方法：用手指或手掌在身体某处或穴位上用力向下按压。

手法要领：按压的力量要由轻至重，使患部有一定压迫感后，持续一段时间，再慢慢地放松。

掐法

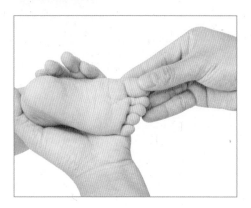

操作方法：用拇指、中指或食指在身体某个部位或穴位上，做深入并持续的掐压。

手法要领：力度需由小到大，使其作用力为由浅到深。

运法

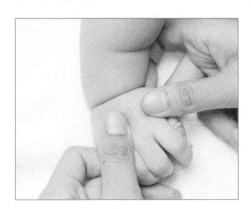

操作方法：以拇指或食指的螺纹面着力，附着在施术部位或穴位上，做由此穴向彼穴的弧形运动，或在穴位周围做环形运动。

手法要领：宜轻不宜重，宜缓不宜急，要在体表旋转摩擦推动，不带动深层肌肉组织。

拿法

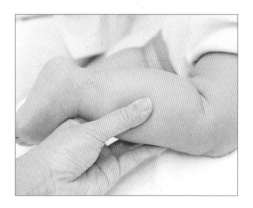

操作方法：用拇指与食、中指或其它手指相对做对应钳形用力，捏住某一部位或穴位，做一收一放或持续的揉捏动作。

手法要领：腕部放松灵活，要由轻到重，再由重到轻。

搓法

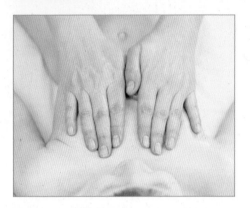

操作方法： 用双手在肢体上相对用力进行搓动的一种手法。

手法要领： 频率一般 30～50 次／分，搓动速度开始时由慢而快，结束时由快而慢。

擦法

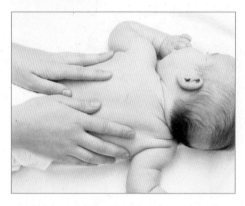

操作方法： 用手指或手掌或大、小鱼际在皮肤上进行直线来回摩擦的一种手法。

手法要领： 在操作时多用介质润滑，防止皮肤受损，以皮肤发红为度，切忌用力过度。

摇法

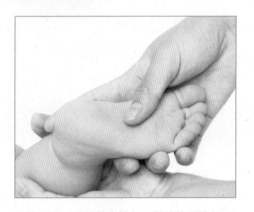

操作方法： 以关节为轴心，做肢体顺势轻巧的缓慢回旋运动。

手法要领： 摇动的动作要缓和稳妥，速度要慢，幅度应由小到大，并要根据病情，适可而止。

摩法

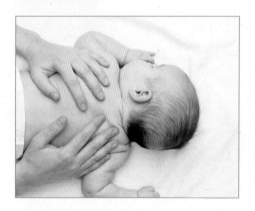

操作方法： 用手指或手掌在身体某一部位或穴位上，做皮肤表面顺、逆时针方向的摩动。

手法要领： 指或掌不要紧贴皮肤，在皮肤表面做回旋性的摩动，作用力温和而浅，仅达皮肤与皮下。

加点介质，宝宝按摩更舒适

　　小孩的肌肤较为柔嫩，父母进行按摩时需要在手上或小孩身上涂抹上适量油、粉末、水，用以润滑皮肤，增强疗效，这些液体或粉末称为按摩介质。常用的按摩介质有以下几种：

滑石粉

　　即医用滑石粉，具有润滑作用，可保护宝宝皮肤。各种病症都可常年适用，是临床上最常用的一种介质。

爽身粉

　　即市售爽身粉，具有润肤、吸水的作用，质量好的爽身粉可以替代滑石粉。

凉水

　　即食用清洁凉水，具有润滑皮肤、清热的作用，一般用于外感发热。

薄荷水

　　薄荷水具有润滑皮肤、清热解表的作用。多用于夏季外感风热。

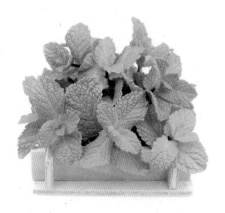
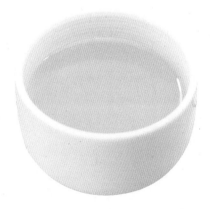

给宝宝按摩，请注意这些

父母在给宝宝按摩时，如果能注意以下几个问题，相信宝宝们会更加乐于配合，效果也会更好。

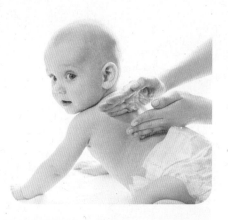

安心的氛围

按摩时让孩子感觉到处于安心和安全的环境中是非常重要的。无论是在家中，还是旅行的途中，家长的按摩往往是最好的安慰。尤其在宝宝生病的时候，有些家长怕自己按不好，选择上医院找医生给孩子按摩。孩子对医院这个环境本身就比较抗拒和敏感，加上他本来身体就不舒服，就容易交叉感染而使疾病加重。一旦孩子大哭大闹，就很难配合按摩，效果肯定也会大打折扣。

按摩时不宜过饱或者饥饿

这两个方面，需要分情况而定。比如，在医院里宝宝刚刚吃饱饭可能会因为不配合、哭闹而导致呕吐，这是医生不乐意见到的情况。但其实在家里，如果宝宝入睡前喝了一瓶奶，家长们轻轻地给宝宝按摩是没问题的。

另外，孩子清晨起床时是可以按摩的。尤其当有些宝宝赖床不起时，按摩往往就是最好的唤醒方式。

但如果在饥饿的情况下给宝宝按摩，尤其是小月龄的宝宝，他们不会说话，可能会因为肚子饿而哭闹、不配合。所以，这个时候首先要做的不是给宝宝按摩，而是填饱他的肚子。

按摩时间的控制

一般来说，如果是日常的保健，10 ~ 20 分钟就足够了。这些时间再分配到早上和晚上就会更加轻松。我们给宝宝按摩是持久战，所以，家长们不要一蹴而就。当宝宝生病的时候，按摩时间延长和加量会取得更好的效果，所以，还要根据孩子的具体情况来定。

第二章

挖掘孩子身上的宝，『穴』会将健康献给孩子

孩子的身体比较柔弱，相对于打针吃药而言，经络按摩更加适合用来对抗疾病，并且很安全。

宝宝按摩的穴位，除可参考成人的经穴和奇穴外，尚有一些特定穴位。这些穴位多分布在经气相对活跃的四肢肘膝关节以下，尤其是古人所说的"小儿百脉汇于两掌"的手掌与手背部位。这些特定穴位对于手法刺激的感觉比较敏感，故易于接受这些治疗因素并将其传递至体内有关脏腑，从而发挥治疗和防病的作用。

迄今为止，宝宝按摩穴位已达 200 个之多，本章仅介绍部分常用的小儿按摩特效穴位。

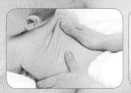 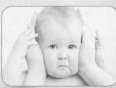 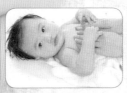 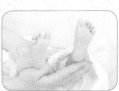

小儿头面部腧穴

百会

功效： 升阳举陷、益气固脱。

主治： 小儿头痛、目眩、失眠、焦躁、惊风、脱肛、遗尿、慢性腹泻等病症。

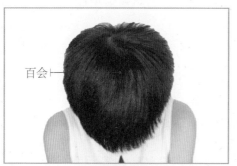

▼ **位置：** 位于头部，当前发际正中直上5寸，或两耳尖连线的中点处。

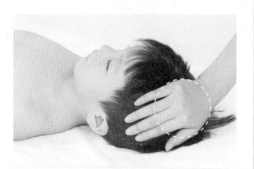

▼ **揉按百会：** 将手掌置于百会穴上，先以顺时针的方向揉按50次，再以逆时针的方向揉按50次，每天2～3次。

四神聪

功效： 益智补脑、安神止痛。

主治： 小儿多动症、大脑发育不全、头痛、眩晕、失眠、夜啼等病症。

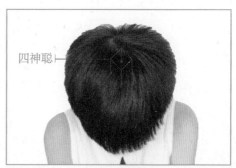

▼ **位置：** 位于头顶部，当百会穴前后左右各1寸，共四穴。

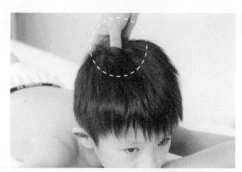

▼ **揉按四神聪：** 用拇指指腹依次沿着四个四神聪穴边揉按边绕圈，揉按200～300圈，力度由轻至重，按到四神聪穴时重按。

天门

功效：解表发汗、明目止痛、开窍醒神。

主治：小儿头痛、小儿惊风、小儿发热、感冒、精神萎靡、惊烦不安等。

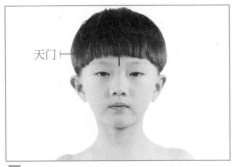

▼ **位置：**位于两眉中间至前发际成一直线。

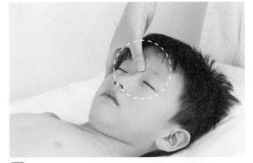

▼ **开天门：**用拇指指腹从眉心推至前发际，以额头皮肤微微发红、发热为度，常规按摩30～50次。

坎宫

功效：疏风解表、清热止痛、醒脑明目。

主治：小儿发热、小儿头痛、惊风、目赤肿痛、弱视、斜视等病症。

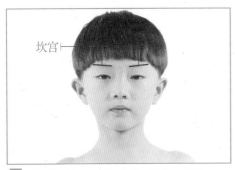

▼ **位置：**位于眉心至两眉梢成一横线。

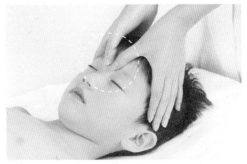

▼ **推坎宫：**用拇指指腹自眉心向眉梢分向推动，力度由轻至重，以眉心微微发红为度，常规按摩200～300次。

天庭

功效：宁神醒脑、降逆平喘。

主治：小儿打嗝、咳喘、急性鼻炎、泪腺炎、小儿鼻塞、流清涕、口眼㖞斜等病症。

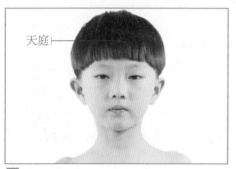

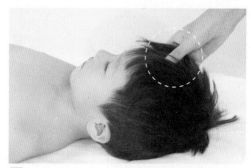

▼ **位置：**位于头部，当前发际正中直上 0.5 寸左右，感觉有个凹下去的地方即是。

▼ **揉按天庭：**用拇指指腹先顺时针再逆时针地揉按天庭穴 2 ~ 3 分钟，以局部皮肤潮红为度。

天心

功效：疏风解表、镇惊安神。

主治：小儿头痛、头昏、眩晕、失眠、鼻窦炎、鼻塞、小儿发热、流涕等病症。

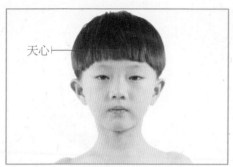

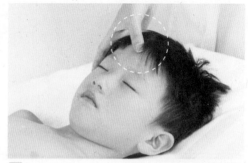

▼ **位置：**位于额头正中，头发的下方部位。

▼ **揉按天心：**用拇指指腹先顺时针揉按天心穴 2 分钟，再逆时针揉按 2 分钟，以潮红为度。

印堂

功效： 清头明目、通鼻开窍。

主治： 小儿惊风、感冒、头痛、鼻塞、流涕、鼻炎、昏厥、抽搐等病症。

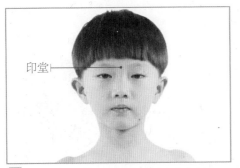

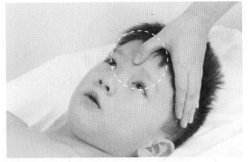

▼ **位置：** 位于额部，当两眉头之中间。

▼ **揉按百会：** 用拇指指腹揉按印堂穴3分钟，以局部皮肤潮红为度。

太阳

功效： 宁神醒脑、祛风止痛。

主治： 小儿头痛、偏头痛、眼睛疲劳、牙痛、发热、惊风、目赤痛等病症。

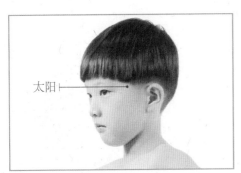

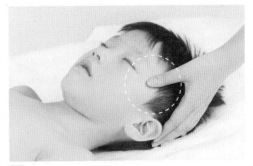

▼ **位置：** 位于颞部，眉梢与目外眦之间，向后约一横指的凹陷处。

▼ **揉按太阳：** 用拇指指腹以顺时针的方向揉按太阳穴200～300次，以局部皮肤潮红为度。

鱼腰

功效： 镇惊安神、疏风通络。

主治： 小儿口眼㖞斜、目赤肿痛、眼睑跳动、眼睑下垂、近视、急性结膜炎、眉棱骨痛等病症。

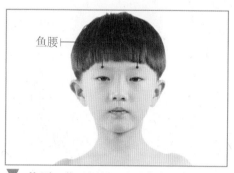

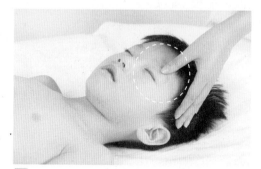

▼ **位置：** 位于额部，瞳孔直上，眉毛中。

▼ **揉鱼腰：** 用拇指指腹沿着眉毛的弧度推按到太阳 50 次，推到鱼腰穴处用力以顺时针的方向揉两下。

睛明

功效： 降温除浊、明目安神。

主治： 小儿目赤肿痛、麦粒肿、迎风流泪、夜盲、色盲、近视、慢性结膜炎、泪囊炎、角膜炎等病症。

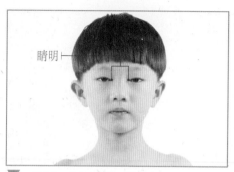

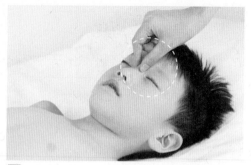

▼ **位置：** 位于面部，当目内眦角稍上方凹陷处。

▼ **提拿睛明：** 将拇指、食指分别按在睛明穴上，用力提拿睛明，有节奏地一紧一松 20 次。

山根

功效： 醒目定神、疏通经络、开窍醒脑。

主治： 小儿惊风、昏迷、抽搐、目赤肿痛、鼻塞不通等病症。

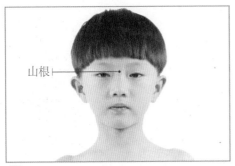

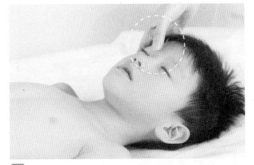

▼ **位置：** 位于两眼内眦连线中点与印堂穴之间的斜坡上。

▼ **掐揉山根：** 用拇指指端掐揉山根穴30次，以局部有酸痛感为度。

准头

功效： 疏风解表、清热消炎。

主治： 小儿发热、头痛、鼻炎、夜啼、慢惊风等病症。

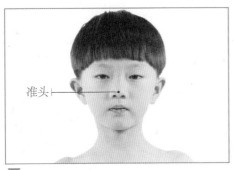

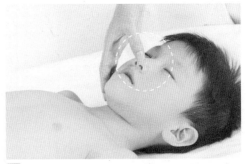

▼ **位置：** 位于鼻尖端。

▼ **掐按准头：** 用拇指指端掐按准头穴30次，以局部有酸痛感为度。

延年

功效： 疏风解表、开窍醒脑。

主治： 小儿感冒、鼻干、鼻塞、慢惊风等病症。

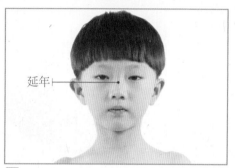

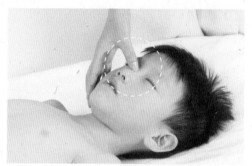

▼ **位置：** 位于两眼内眦连线中点之下二分的鼻梁上。

▼ **掐按延年：** 用拇指指端掐按延年穴 3 ~ 5 次，然后用拇指指腹自延年穴向两鼻翼分推 200 ~ 300 次。

迎香

功效： 祛风通窍。

主治： 小儿感冒、鼻出血、口㖞或慢性鼻炎等引起的鼻塞、流涕、呼吸不畅等病症。

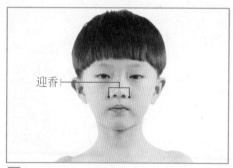

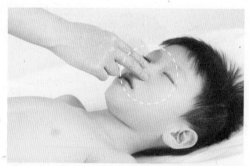

▼ **位置：** 位于鼻翼外缘的中点旁，当鼻唇沟中。

▼ **揉按迎香：** 将中指指腹垂直按压在迎香穴上，以顺时针的方向揉按 1 ~ 3 分钟，再以逆时针的方向揉按 1 ~ 3 分钟。

人中

功效： 醒神开窍、解痉通脉。

主治： 小儿惊风、昏迷、中暑、窒息、惊厥、抽搐、口眼㖞斜等病症。

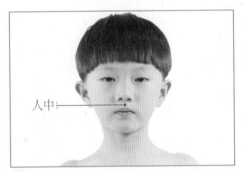

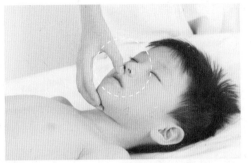

▼ **位置：** 位于面部，当人中沟的上 1/3 与中 1/3 交点处。

▼ **掐按人中：** 用拇指指端掐按人中穴 30 次，以局部有酸痛感为度。

听宫

功效： 聪耳开窍、祛风止痛。

主治： 耳鸣、耳聋、中耳炎、外耳道炎、牙痛、头痛、目眩头昏等病症。

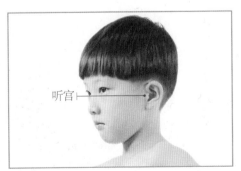

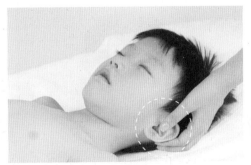

▼ **位置：** 位于面部，耳屏前，下颌骨髁状突的后方，张口时呈凹陷处。

▼ **按压听宫：** 用拇指指腹在听宫穴上用力向下按压，有一定压迫感后，持续一段时间，再慢慢放松，如此反复 200 ~ 300 次。

颊车

功效：祛风清热、消炎止痛。

主治：牙髓炎、下颌关节炎等病症。

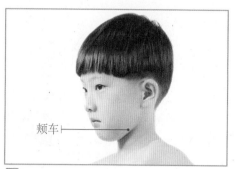

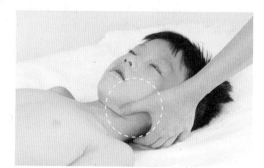

▼ **位置：**位于面颊部，当下颌角前上方约一横指（中指），当咀嚼时咬肌隆起，按之凹陷处。

▼ **揉按颊车：**用拇指指腹平伏按于颊车穴后，以均衡的压力抹向耳后约 20 次，然后点按在颊车穴上，以顺时针的方向揉按 20 次。

承浆

功效：生津敛液、舒经活络。

主治：小儿口眼㖞斜、齿痛、龈肿、流涎、口舌生疮、小便不禁等病症。

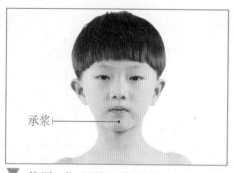

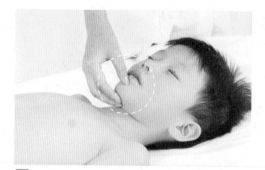

▼ **位置：**位于面部，当颏唇沟正中凹陷处。

▼ **按压承浆：**用拇指指端在承浆穴上用力向下按压，力量要由轻至重，有一定压迫感后，持续一段时间，再慢慢放松，如此重复 30 次。

耳后高骨

功效：疏风解表、安神止痛。

主治：小儿感冒、头痛、惊风、烦躁不安等病症。

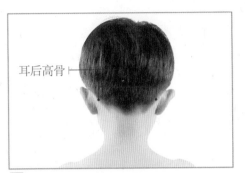

耳后高骨

▼ **位置：**位于耳后入发际高骨下的凹陷中，即乳突后缘下陷中。

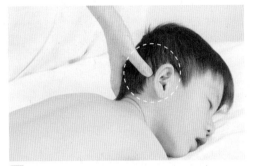

▼ **揉按耳后高骨：**用拇指指腹以顺时针的方向揉按耳后高骨 50 ~ 100 次，以局部有酸胀感为度。

风池

功效：发汗解表、祛风散寒。

主治：小儿感冒、头痛、发热等病症。

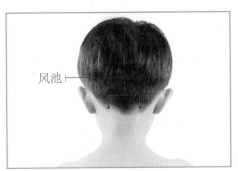

风池

▼ **位置：**位于项部，与风府相平，胸锁乳突肌与斜方肌上端之间的凹陷处。

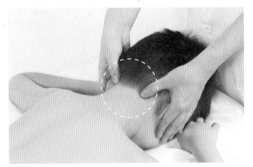

▼ **揉按风池：**用拇指指腹以顺时针的方向揉按风池穴 30 次，以局部有酸胀感为度。

小儿躯干部腧穴

中府

功效： 清肺热、止咳喘。

主治： 咳嗽、咳痰、哮喘、肺炎、肺结核、胸痛等病症。

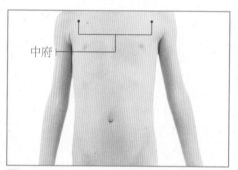

▼ **位置：** 位于胸前壁的外上方，云门穴下1寸，平第一肋间隙，距前正中线6寸。

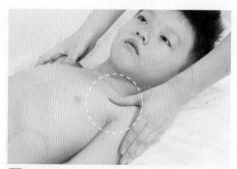

▼ **揉按中府：** 用拇指指腹揉按中府穴100次，以局部有酸胀感为度。

乳旁

功效： 宽胸理气、止咳化痰。

主治： 小儿打嗝、咳嗽、呕吐、消化不良、食欲不振、胸闷、痰鸣、胸痛等病症。

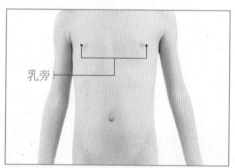

▼ **位置：** 位于乳头外侧旁开0.2寸。

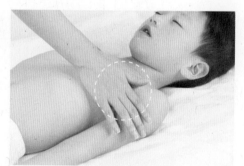

▼ **摩乳旁：** 将手掌置于乳旁穴上，不要紧贴皮肤，以顺时针的方向做回旋摩动200～300次。

乳根

功效： 化痰止咳、消食化滞。

主治： 胸闷、胸痛、咳喘、打嗝、呕吐、咳嗽、消化不良、食欲不振等病症。

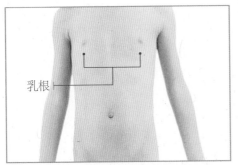

乳根

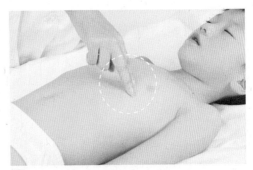

▼ **位置：** 位于胸部，当乳头直下，乳房根部，第五肋间隙，距前正中线 4 寸。

▼ **揉按乳根：** 将食指、中指并拢，用指腹以顺时针的方向揉按乳根穴 200～300 次，力度适中，以局部皮肤发热为度。

天突

功效： 降逆止呕、理气平喘。

主治： 小儿打嗝、咳嗽、呕吐、咽喉炎、食欲不振、咽喉肿痛、胸闷等病症。

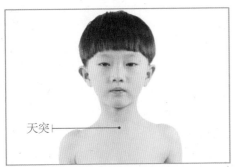

天突

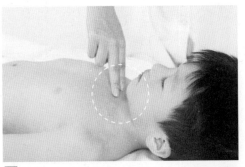

▼ **位置：** 位于颈部，当前正中线上，胸骨上窝中央。

▼ **揉天突：** 将食指、中指并拢，用指腹以顺时针的方向揉按天突穴 200～300 次，力度轻柔，以局部皮肤潮红为度。

膻中

功效：理气止痛、生津增液。

主治：胸闷、吐逆、痰喘、咳嗽、支气管哮喘、心痛、心悸、心烦等病症。

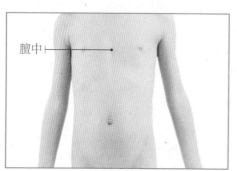

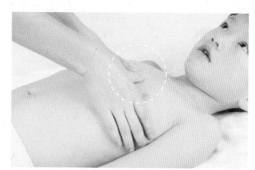

▼ **位置：**位于胸部，当前正中线上，平第四肋间，两乳头连线的中点。

▼ **分推膻中：**用拇指指腹从膻中穴向两边分推至乳头处 200 ~ 300 次，以局部皮肤潮红发热为度。

期门

功效：健脾疏肝、理气活血。

主治：胸胁胀痛、呕吐、肝炎、肝肿大、胆囊炎、黄疸等病症。

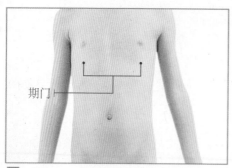

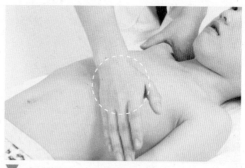

▼ **位置：**位于胸部，当乳头直下，第六肋间隙，前正中线旁开 4 寸。

▼ **揉按期门：**将手掌置于期门穴上，用小鱼际揉按 1 ~ 3 分钟，力度适中，以局部皮肤潮红为度。

中脘

功效： 健脾养胃、降逆利水。

主治： 小儿泄泻、呕吐、腹胀、腹痛、食欲不振、嗳气、食积等病症。

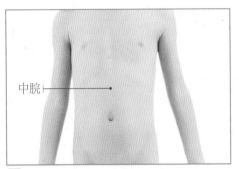

▼ **位置：** 位于上腹部，前正中线上，当脐中上4寸。

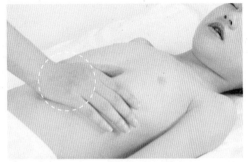

▼ **揉按中脘：** 用手掌紧贴中脘穴，与穴位之间不能移动，而皮下的组织要被揉动，幅度逐渐扩大，揉按100～200次。

建里

功效： 和胃健脾、通降腑气。

主治： 食欲不振、消化不良、急慢性肠炎、腹胀等病症。

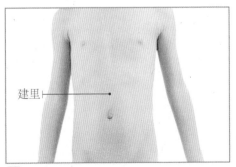

▼ **位置：** 位于上腹部，前正中线上，当脐中上3寸。

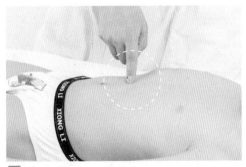

▼ **揉按建里：** 用食指指端揉按建里穴1～3分钟，以局部有酸胀感为度。

神阙

功效：温阳散寒、消食导滞。

主治：腹痛、久泻、脱肛、痢疾、水肿、便秘、小便不禁、消化不良、疳积、腹胀等病症。

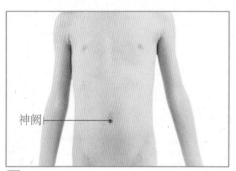

▼ **位置：**位于腹中部，脐中央。

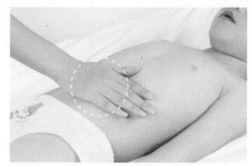

▼ **摩神阙：**将手掌置于神阙穴上，在皮肤表面做顺时针的回旋性摩动 100 ～ 200 次，以局部皮肤发热为度。

天枢

功效：消食导滞、调理肠道。

主治：腹胀、腹痛、腹泻、痢疾、便秘、食积不化、急慢性肠胃炎等病症。

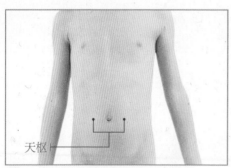

▼ **位置：**位于腹中部，距脐中 2 寸。

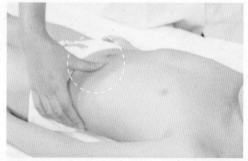

▼ **揉按天枢：**用拇指指腹以顺时针的方向揉按天枢穴 80 ～ 100 次，以局部皮肤潮红为度。

大横

功效： 温中散寒、调理肠胃。

主治： 腹胀、腹痛、脾胃虚寒、便秘、痢疾、泄泻等病症。

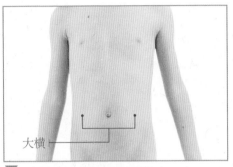

▼ **位置：** 位于腹中部，距脐中 4 寸。

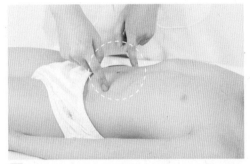

▼ **揉按大横：** 用食指指腹用力揉按大横穴 50 ~ 100 次，以局部皮肤潮红为度。

气海

功效： 益气助阳、消食导滞。

主治： 水肿、腹胀、便秘、泄痢、食欲不振、遗尿、疝气等病症。

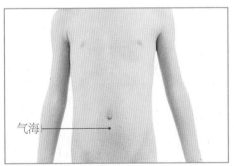

▼ **位置：** 位于下腹部，前正中线上，当脐中下 1.5 寸。

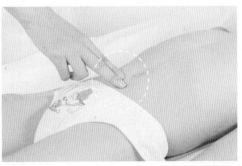

▼ **揉按气海：** 将食指、中指并拢，用指腹以顺时针的方向揉按气海穴 80 ~ 100 次，以局部皮肤潮红为度。

肚角

功效： 理气消滞、止泻止痛。

主治： 腹痛、腹泻、便秘等病症。

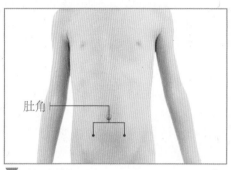

▼ **位置：** 位于脐下2寸，旁开2寸的大筋上。

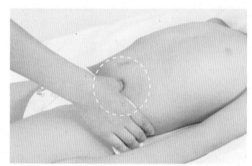

▼ **揉按肚角：** 用拇指指腹以顺时针的方向揉按肚角穴80～100次，以局部皮肤潮红为度。

关元

功效： 培补元气、补脾温肾。

主治： 小儿腹痛、吐泻、疝气、食欲不振、慢性腹泻、遗尿等病症。

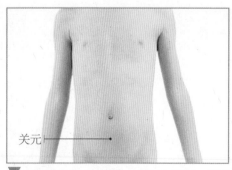

▼ **位置：** 位于下腹部，前正中线上，当脐中下3寸。

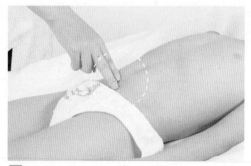

▼ **揉按关元：** 将食指、中指并拢，用指腹以顺时针的方向揉按关元穴80～100次，以局部皮肤潮红为度。

腹

功效： 健脾和胃、理气消食。

主治： 便秘、腹胀、厌食、泄痢不禁、消化不良、腹痛、腹泻、疳积、恶心、呕吐等病症。

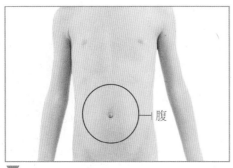

▼ **位置：** 位于腹部。

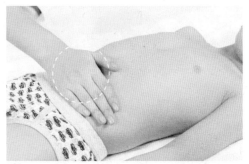

▼ **摩腹：** 将手掌置于腹部，不要紧贴皮肤，在皮肤表面做顺时针的回旋性摩动 100～200 次，以局部皮肤发热为度。

胁肋

功效： 顺气化痰、降气消积。

主治： 胸闷、胁痛、痰喘气急、疳积、脾肝肿大、消化不良、气急、腹胀等病症。

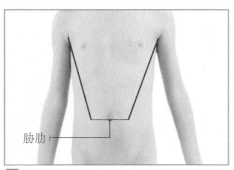

▼ **位置：** 位于腋下两肋到肚脐旁边 2 寸的天枢处，在幼儿按摩中称此处为胁肋。

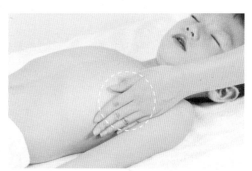

▼ **分推胁肋：** 用手掌从腋下推到天枢穴 100 次，力度适中，以局部皮肤潮红为度。

大椎

功效： 清热解表、祛风止咳。

主治： 项强、热病、咳嗽、感冒、气喘、落枕、小儿舞蹈病等病症。

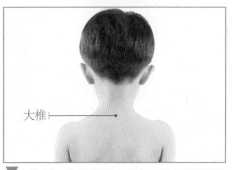

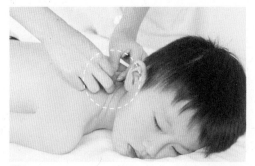

▼ **位置：** 位于后正中线上，第七颈椎棘突下凹陷中。

▼ **挟提大椎：** 将拇指与食指、中指相对，挟提大椎穴，双手交替捻动，向前推进，重复操作100次，力度由轻至重。

肩井

功效： 发汗解表、舒筋活络。

主治： 小儿感冒、惊厥、上肢抬举不利、颈项强痛、肩背痹痛、脚气等病症。

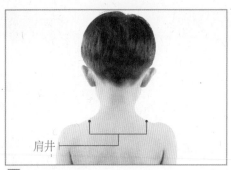

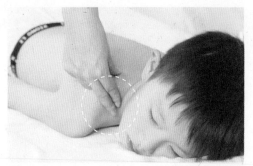

▼ **位置：** 位于肩上，前直乳中，当大椎穴与肩峰端连线的中点上。

▼ **拿捏肩井：** 将拇指与食指、中指相对，拿捏肩井穴100～200次，力度由轻至重，再由重至轻。

肩髃

功效：通利关节、疏散风热。

主治：肩臂痹痛、肘痛、上肢酸软等病症。

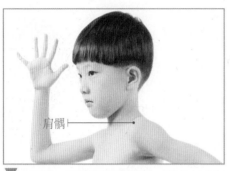

肩髃

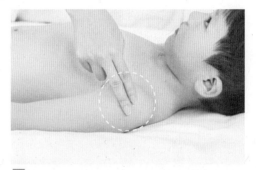

▼ **位置：**位于肩部三角肌上，臂外展或向前平伸时，当肩峰前下方凹陷处。

▼ **揉按肩髃：**将食指、中指置于肩髃穴上，用指腹揉按50～100次，以局部有酸胀感为度。

肺俞

功效：疏风解表、宣肺止咳。

主治：发热、咳嗽、流涕、痰鸣、咳喘、胸闷、胸痛等病症。

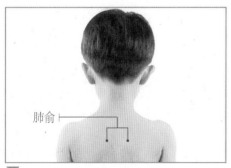

肺俞

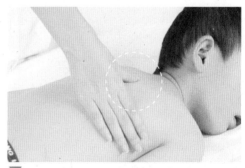

▼ **位置：**位于背部，当第三胸椎棘突下，旁开1.5寸。

▼ **揉按肺俞：**用拇指指腹先以顺时针的方向揉按肺俞穴50～100次，再以逆时针的方向揉按50～100次。

心俞

功效： 安神益智、宁心理血。

主治： 心痛、惊悸、健忘、癫痫、胸闷、遗尿、脑瘫、盗汗等病症。

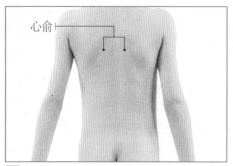

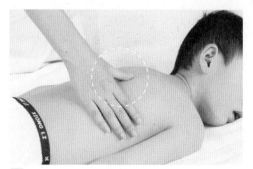

▼ **位置：** 位于背部，当第五胸椎棘突下，旁开 1.5 寸。

▼ **揉按心俞：** 用拇指指腹以顺时针的方向揉按心俞穴 20 ～ 30 次，力度由轻至重再至轻。

肝俞

功效： 疏肝理气、通络明目。

主治： 黄疸、胁痛、目赤肿痛、近视、烦躁、惊风等病症。

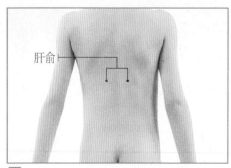

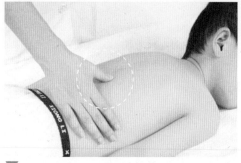

▼ **位置：** 位于背部，当第九胸椎棘突下，旁开 1.5 寸。

▼ **揉按肝俞：** 用拇指指腹先以顺时针的方向揉按肝俞穴 10 ～ 30 次，再以逆时针的方向揉按 10 ～ 30 次。

胆俞

功效: 疏肝利胆、清热止痛。

主治: 黄疸、口苦、胸胁痛、潮热、咽痛、肺痨等病症。

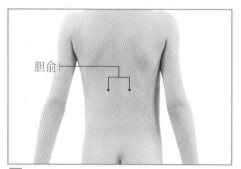

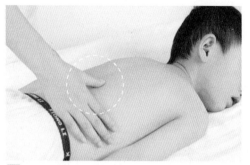

▼ **位置:** 位于背部,当第十胸椎棘突下,旁开 1.5 寸。

▼ **揉按胆俞:** 用拇指指腹先以顺时针的方向揉按胆俞穴 50 ~ 100 次,再以逆时针的方向揉按 50 ~ 100 次。

脾俞

功效: 健脾和胃、止吐止泻。

主治: 呕吐、腹泻、疳积、食欲不振、四肢乏力、消化不良等病症。

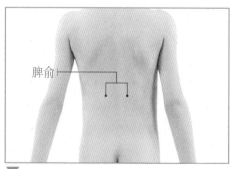

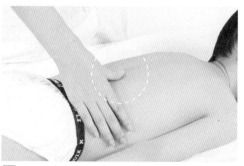

▼ **位置:** 位于背部,当第十一胸椎棘突下,旁开 1.5 寸。

▼ **揉按脾俞:** 用拇指指腹先以顺时针的方向揉按脾俞穴 50 ~ 100 次,再以逆时针的方向揉按 50 ~ 100 次。

胃俞

功效: 和胃助运、消食化积。

主治: 胸胁痛、胃脘痛、呕吐、腹胀、肠鸣、疳积等病症。

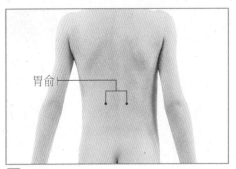

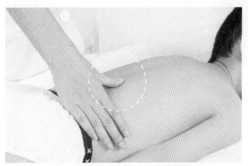

▼ **位置:** 位于背部，当第十二胸椎棘突下，旁开 1.5 寸。

▼ **揉按胃俞:** 用拇指指腹以顺时针的方向揉按胃俞穴 50 ～ 100 次，以局部有酸胀感为度。

肾俞

功效: 益肾助阳、强腰利水。

主治: 腹泻、便秘、遗尿、耳鸣、耳聋、哮喘、下肢痿软无力等病症。

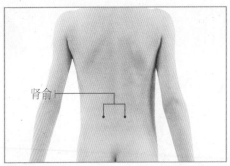

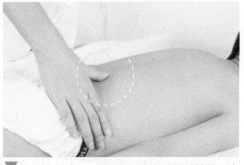

▼ **位置:** 位于腰部，当第二腰椎棘突下，旁开 1.5 寸。

▼ **揉按肾俞:** 用拇指指腹先以顺时针的方向揉按肾俞穴 10 ～ 30 次，再以逆时针的方向揉按 10 ～ 30 次。

命门

功效： 温肾壮阳、利水消肿。

主治： 遗尿、腹泻、哮喘、水肿、头痛、耳鸣等病症。

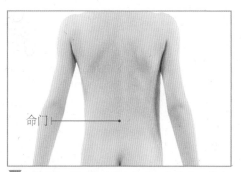

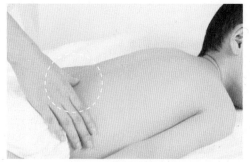

▼ **位置：** 位于腰部，当后正中线上，第二腰椎棘突下凹陷中。

▼ **揉按命门：** 用拇指指端以顺时针的方向揉按命门穴 50 ~ 100 次，力度由轻至重再至轻。

腰阳关

功效： 补肾强腰、强健骨骼。

主治： 遗尿、泄泻、哮喘、水肿、小儿麻痹症、坐骨神经痛、腰骶疼痛、下肢瘫痪等病症。

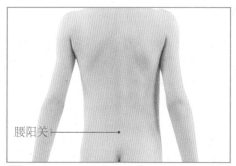

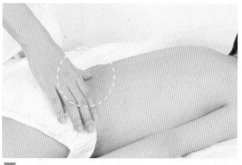

▼ **位置：** 位于腰部，当后正中线上，第四腰椎棘突下凹陷中。

▼ **揉按腰阳关：** 用拇指指端以顺时针的方向揉按腰阳关穴 50 ~ 100 次，力度由轻至重再至轻。

八髎

功效：温补下元、调理肠道。

主治：小便不利、遗尿、腰痛、便秘、腹泻、佝偻病、小儿麻痹后遗症等病症。

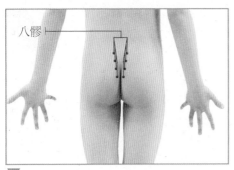

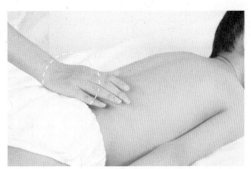

▼ **位置：**位于第一、二、三、四骶后孔中，又称上髎、次髎、中髎、下髎，左右共八个穴位，合称"八髎"。

▼ **揉按八髎：**将手掌置于八髎穴上，用掌根揉按八髎穴 200～300 次。

七节骨

功效：温阳止泻、泻热通便。

主治：虚寒腹痛、腹泻、肠热便秘、痢疾等病症。

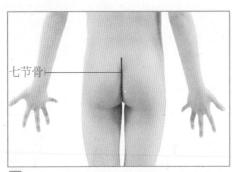

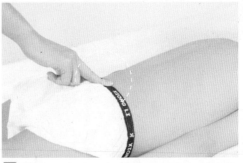

▼ **位置：**位于第四腰椎至尾椎骨端，成一直线。

▼ **推七节骨：**将食指、中指并拢，用指腹来回推七节骨 100～300 次，以局部皮肤潮红、发热为度。

龟尾（长强）

功效： 通调督脉、和胃助运。

主治： 腹泻、便秘、小儿惊风、遗尿、脱肛等病症。

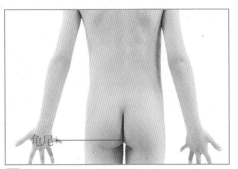

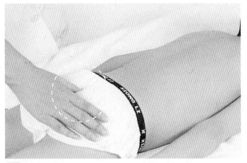

▼ **位置：** 位于尾骨端下，当尾骨端与肛门连线的中点处。

▼ **揉按鱼尾（长强）：** 用拇指指端以顺时针的方向揉按龟尾（长强）穴 100～300 次，力度由轻至重再至轻。

脊

功效： 解表通络、补益气血。

主治： 小儿惊风、失眠、疳积、厌食、腹泻、便秘、腹痛、夜啼、烦躁等病症。

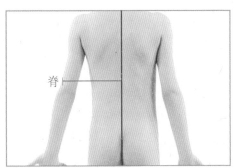

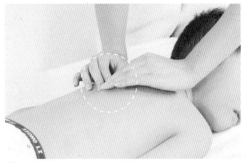

▼ **位置：** 位于大椎穴至龟尾穴之间，成一直线。

▼ **捏脊：** 将拇指与食指、中指相对，挟提脊柱两侧的皮肤，双手交替捻动向前推进，操作 3～5 次。

小儿上肢部腧穴

三关

功效：温阳散寒、发汗解表。

主治：发热、恶寒、无汗、气血虚弱、病后体虚、阳虚肢冷、疹出不透、感冒风寒等病症。

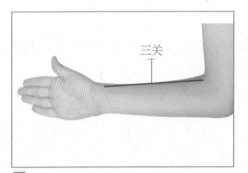

▼ **位置：**位于前臂桡侧，阳池穴至曲池穴成一直线。

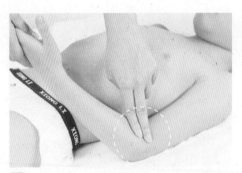

▼ **推三关：**一手托住小儿的手腕，合并另一手的食指、中指，用指腹从小儿的手腕推向肘部，称推三关，推 100 ~ 300 次。

天河水

功效：清热解表、泻火除烦。

主治：外感发热、五心烦热、口燥咽干、唇舌生疮、夜啼、感冒、头痛等病症。

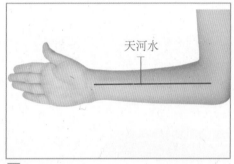

▼ **位置：**位于前臂正中，自腕部至肘部成一直线。

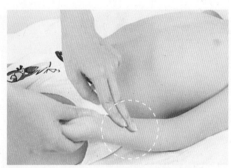

▼ **清天河水：**一手托住小儿的手腕，合并另一手的食指、中指，用指腹从小儿的手腕推向手肘，称清天河水，推 100 ~ 500 次。

曲池

功效：解表退热、宣肺止咳。

主治：风热感冒、咽喉肿痛、抽搐、咳喘等病症。

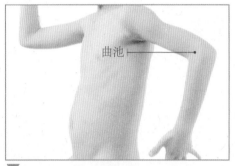

曲池

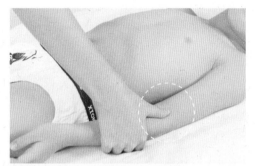

▼ **位置：**位于肘横纹外侧端，屈肘，当尺泽穴与肱骨外上髁连线的中点。

▼ **揉按曲池：**将拇指置于曲池穴上，用指腹揉按 100 次，以局部有酸胀感为度。

膊阳池

功效：解表利尿、调理肠道。

主治：感冒、大便秘结等病症。

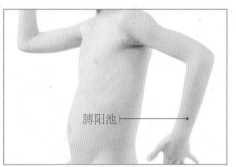

膊阳池

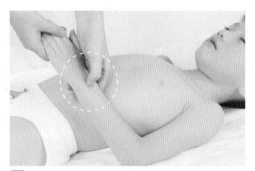

▼ **位置：**位于前臂背侧，当阳池穴与肘尖的连线上，腕背横纹上 3 寸，尺骨与桡骨之间（膊阳池又称支沟）。

▼ **掐揉膊阳池：**用拇指指端先重掐膊阳池穴 3～5 次，再以顺时针的方向揉按 50～100 次。

外关

功效：补阳益气、消肿止痛。

主治：手指疼痛、耳鸣、热病等病症。

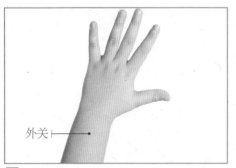

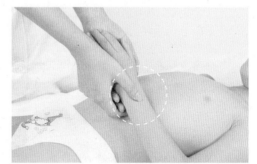

▼ **位置**：位于前臂背侧，当阳池与肘尖的连线上，腕背横纹上 2 寸，尺骨与桡骨之间。

▼ **揉按外关**：用拇指指腹以顺时针的方向揉按外关穴 100 ～ 200 次，力度稍重，以局部有酸胀感为度。

内关

功效：宁心安神、理气镇痛。

主治：心痛、心悸、胸闷、胃痛、呕吐、上肢痹痛等病症。

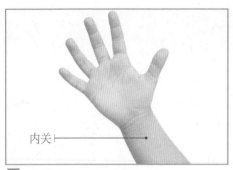

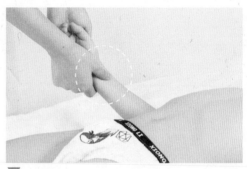

▼ **位置**：位于前臂掌侧，当曲泽穴与大陵穴的连线上，腕横纹上 2 寸，掌长肌腱与桡侧腕屈肌腱之间。

▼ **揉按内关**：用拇指指腹以顺时针的方向揉按内关穴 100 ～ 200 次，以局部有酸胀感为度。

列缺

功效：止咳平喘、通经活络。

主治：肺部疾病、头痛、颈痛、咽痛等病症。

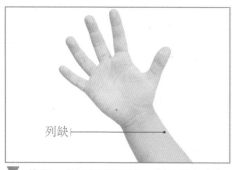

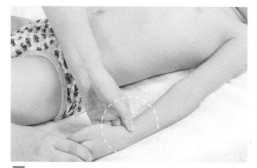

▼ **位置**：位于前臂桡侧缘，桡骨茎突上方，腕横纹上1.5寸，肱桡肌与拇长展肌腱之间。

▼ **揉按列缺**：将拇指置于列缺穴上，用指腹揉按50～100次，以局部有酸胀感为度。

太渊

功效：止咳化痰、通调血脉。

主治：咯血、胸闷、手掌冷痛麻木、支气管炎、失眠等病症。

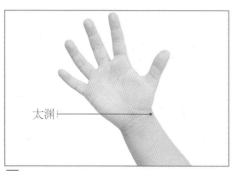

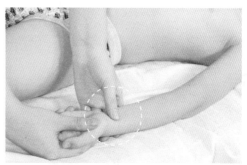

▼ **位置**：位于腕掌侧横纹桡侧，当桡动脉搏动处。

▼ **弹拨太渊**：将拇指置于太渊穴上，用指端弹拨3～5分钟，以局部皮肤潮红为度。

神门

功效： 益心安神、通经活络。

主治： 失眠、惊悸、胸胁痛、前臂麻木等病症。

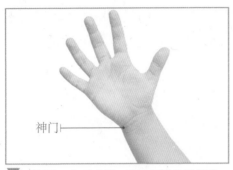

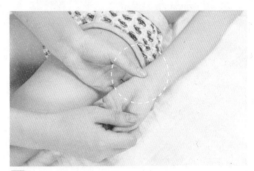

▼ **位置：** 位于腕部，腕掌侧横纹尺侧端，尺侧腕屈肌腱的桡侧凹陷处。

▼ **揉按神门：** 将拇指置于神门穴上，用指腹揉按1～2分钟，以局部有酸胀感为度。

一窝风

功效： 温中行气、疏风解表。

主治： 腹痛、肠鸣、关节痹痛、伤风感冒、小儿惊风、昏厥等病症。

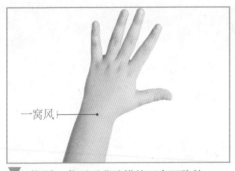

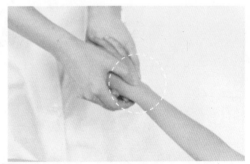

▼ **位置：** 位于手背腕横纹正中凹陷处。

▼ **揉按一窝风：** 一手持小儿的手，用另一手的拇指指端以顺时针的方向揉按一窝风穴100～300次。

合谷

功效： 镇静止痛、通经活经、清热解表。

主治： 小儿外感头痛、头晕、耳鸣、鼻炎、扁桃体炎等病症。

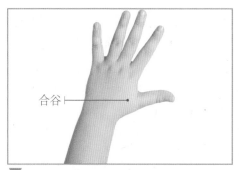

▼ **位置：** 位于手背，第一、二掌骨间，当第二掌骨桡侧的中点处。

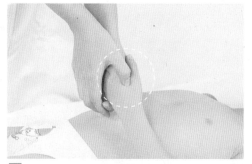

▼ **掐揉合谷：** 用拇指指端先重掐合谷穴3～5次，再以顺时针的方向揉按50～100次。

四横纹

功效： 退热除烦、散结消食。

主治： 小儿疳积、消化不良、腹胀、厌食、咳喘、发热、烦躁等病症。

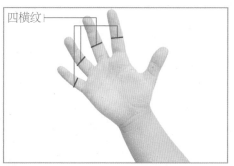

▼ **位置：** 位于掌面，食指、中指、无名指、小指第一指间关节的4条横纹。

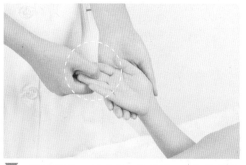

▼ **推四横纹：** 让小儿四指并拢，用拇指指腹从食指横纹推向小指横纹处，称推四横纹，推100～300次。

肺经

功效： 宣肺理气、清热止咳。

主治： 咳嗽、气喘、虚寒怕冷、感冒发热、痰鸣、脱肛等病症。

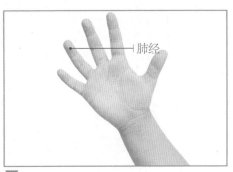

肺经

▼ **位置：** 位于无名指末节螺纹面。

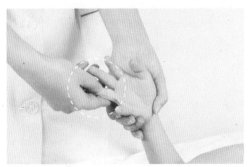

▼ **清肺经：** 一手托住小儿的手掌，另一手拇指指腹由小儿无名指指根推向指尖称为清肺经，推 100 ～ 500 次。

心经

功效： 养心安神、清热除烦。

主治： 身热无汗、高热神昏、五心烦热、口舌生疮、小便赤涩、惊烦不宁、夜啼、失眠等病症。

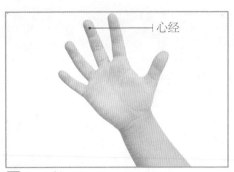

心经

▼ **位置：** 位于中指末节螺纹面。

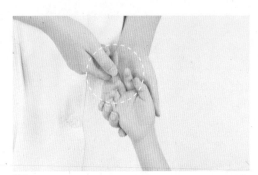

▼ **推心经：** 用拇指指腹旋转推动小儿的中指螺纹面称为推心经，推 100 ～ 500 次。

肝经

功效： 熄风镇惊、养心安神。

主治： 小儿惊风、抽搐、烦躁不安、夜啼、癫痫、发热、口苦、咽干、目赤等病症。

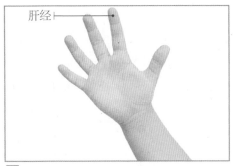

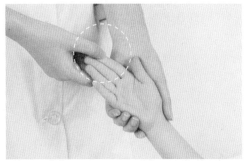

▼ **位置：** 位于食指末节螺纹面。

▼ **推肝经：** 用拇指指腹从小儿的食指尖推向指根称为补肝经，由食指掌面末节指纹推向指尖称为清肝经，统称推肝经，操作200次。

脾经

功效： 健脾养胃、调理肠道。

主治： 食欲缺乏、消化不良、疳积、腹泻、咳嗽、消瘦等病症。

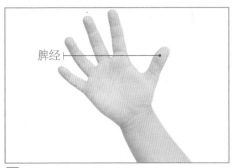

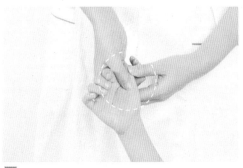

▼ **位置：** 位于拇指桡侧缘或拇指的末节螺纹面。

▼ **补脾经：** 将拇指屈曲，循拇指桡侧缘由小儿的指尖向指根方向直推称为补脾经，推100～500次。

胃经

功效: 和胃降逆、清热泻火。

主治: 呕吐、嗳气、烦渴善饥、消化不良、食欲不振、吐血等病症。

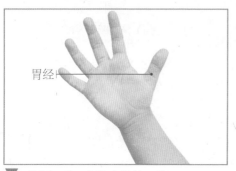

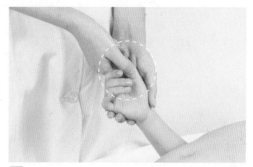

▼ **位置:** 位于拇指掌侧第一节。

▼ **推胃经:** 用拇指指腹从小儿拇指根部推向掌根, 称为补胃经, 自小儿掌根推至拇指根部, 称为清胃经, 统称推胃经, 推 100 ~ 500 次。

肾经

功效: 补肾益脑。

主治: 先天不足、久病虚弱、肾虚腹泻、尿多、小便黄短、遗尿等病症。

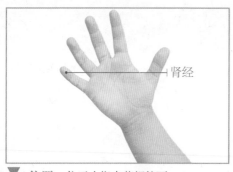

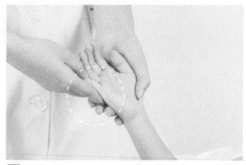

▼ **位置:** 位于小指末节螺纹面。

▼ **补肾经:** 用拇指指腹从小儿小指指尖推向指根, 为补肾经, 反之为清肾经, 一般多用补法, 推 100 ~ 500 次。

大肠经

功效： 清利肠腑、消食导滞。

主治： 虚寒腹泻、脱肛、大便秘结等病症。

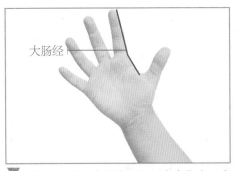

▼ **位置：** 位于食指桡侧缘，自食指尖至虎口，成一直线。

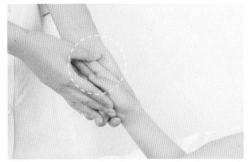

▼ **推大肠经：** 用拇指指腹从小儿的虎口直线推向食指指尖为清大肠。反之为补，称补大肠。分别推 100 ~ 500 次。

小肠经

功效： 温补下焦、清热利尿。

主治： 小便短赤不利、尿闭、遗尿、发热等病症。

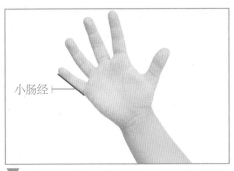

▼ **位置：** 位于小指尺侧缘，自指尖至指根成一直线。

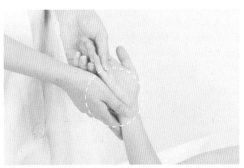

▼ **补小肠经：** 用拇指指腹从小儿指尖推向指根为补，称为补小肠经，推 100 ~ 300 次。

三焦经

功效： 和胃助运、清热消食。

主治： 食积内热、腹胀哭闹、全身壮热、小便赤黄、大便硬结等病症。

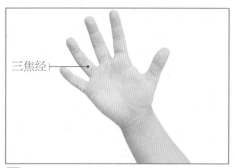

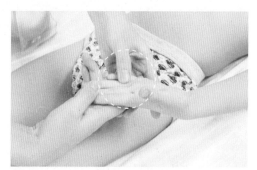

▼ **位置：** 位于无名指掌面近掌节。

▼ **推三焦经：** 用拇指指腹按压并向掌心方向推按三焦经 50 次，最后以拇指指端揉按三焦经 50 次。

六腑

功效： 清热解毒、消肿止痛。

主治： 发热多汗、惊风、口疮、面肿、咽痛、便秘、木舌、腮腺炎等病症。

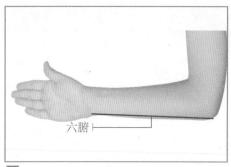

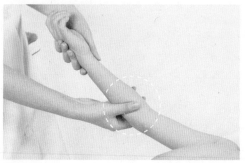

▼ **位置：** 位于前臂尺侧，当阴池至肘成一直线。

▼ **退六腑：** 用拇指指腹自肘推向腕，称退六腑或推六腑，推 100 ~ 300 次，力度由轻至重，再由重至轻。

大横纹

功效： 行滞消食、养心安神。

主治： 烦躁不安、腹胀、腹泻、呕吐、痢疾、食积、痰涎壅盛等病症。

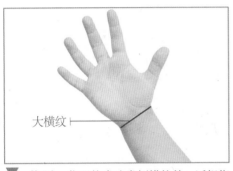

大横纹

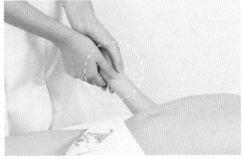

▼ **位置：** 位于仰掌腕掌侧横纹处。近拇指端称阳池，近小指端称阴池。

▼ **推大横纹：** 用拇指指腹从小儿大横纹中点向两旁推，称为分阴阳；自阳池、阴池向中点合推，称为合阴阳。操作50～100次。

小横纹

功效： 清热散结、消食化积。

主治： 烦躁、口疮、唇裂、腹胀等病症。

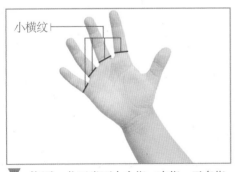

小横纹

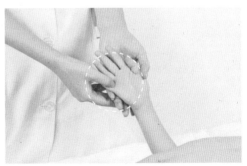

▼ **位置：** 位于掌面上食指、中指、无名指、小指掌关节横纹处。

▼ **推小横纹：** 用拇指指腹横推小横纹，称为推小横纹，推50～100次。

掌小横纹

功效： 宽胸宣肺、化痰止咳。

主治： 痰热喘咳、口舌生疮、流涎等病症。

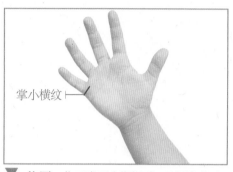

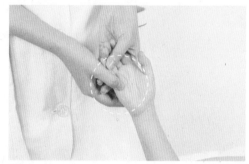

▼ **位置：** 位于掌面小指根下，尺侧掌纹头。

▼ **揉按掌小横纹：** 用拇指指腹顺时针揉按掌小横纹 50 ~ 100 次。

小天心

功效： 镇惊安神、消肿止痛。

主治： 目赤肿痛、口舌生疮、惊惕不安、惊风抽搐、夜啼、嗜睡、小便短赤、发热等病症。

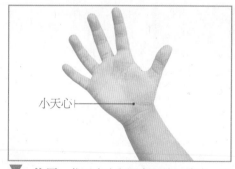

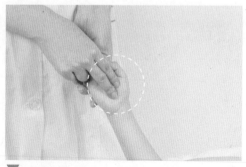

▼ **位置：** 位于大小鱼际交界处凹陷中，内劳宫穴之下，总筋穴之上。

▼ **掐揉小天心：** 一手持小儿四指，使掌心向上，用另一手的食指、中指指端揉按小天心穴 100 ~ 300 次。

内劳宫

功效：清热除烦、疏风解表。

主治：口舌生疮、发热、烦躁等病症。

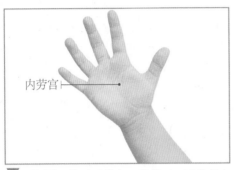

内劳宫

▼ **位置：**位于手掌心，当第二、三掌骨之间偏于第三掌骨，当握拳屈指时中指尖处。

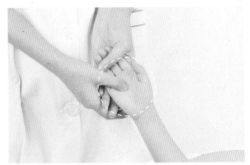

▼ **运内劳宫：** 一手持小儿的手，另一手拇指指腹按压在内劳宫穴上，以顺时针的方向揉按 100 ～ 300 次。

外劳宫

功效：温阳散寒、健脾养胃。

主治：外感风寒、脏腑积寒、腹胀、腹痛、腹泻、肠鸣、脱肛、遗尿、疝气、咳嗽、痢疾等病症。

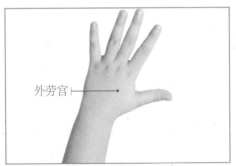

外劳宫

▼ **位置：**位于手背侧，第二、三掌骨之间，掌指关节后 0.5 寸。

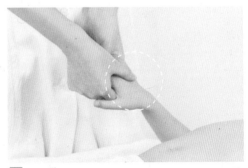

▼ **揉外劳宫：**一手持小儿的手，另一手拇指指端按压在外劳宫穴上，以顺时针的方向揉按 100 ～ 300 次。

内八卦

功效： 宽胸利膈、降气平喘。

主治： 咳嗽、痰喘等病症。

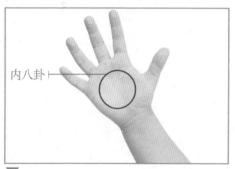

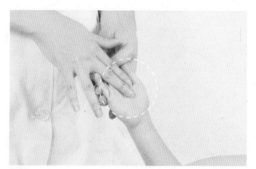

▼ **位置：** 位于手掌面，以掌心为圆心，以圆心至中指根横纹的 2/3 处为半径所做的圆周内。

▼ **运内八卦：** 一手持小儿的手，另一手的食指、中指并拢，用指腹自乾卦起至兑卦止运揉，称运内八卦，运 100 ~ 500 次。

外八卦

功效： 宽胸理气、通滞散结。

主治： 胸闷、腹胀、便秘、咳喘等病症。

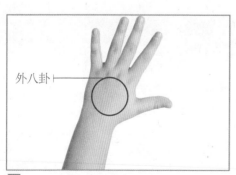

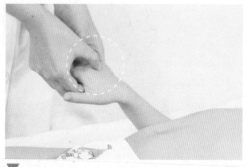

▼ **位置：** 位于手背外劳宫周围，与内八卦相对。

▼ **运外八卦：** 小儿的掌心向下，用拇指指尖做圆周掐运，称运外八卦，顺、逆时针方向各操作 50 ~ 100 次。

总筋

功效： 散结止痉、清热利尿。

主治： 口舌生疮、潮热、夜啼、惊风、抽搐、小便赤涩、牙痛、发热烦躁等病症。

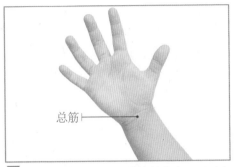

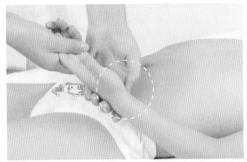

▼ **位置：** 位于掌后腕横纹的中点，正对中指处。

▼ **揉总筋：** 一手持小儿的四指，用另一手的拇指指端揉总筋穴，以顺时针的方向操作 50～100 次。

板门

功效： 健脾和胃、消食化积。

主治： 食积、腹胀、呕吐、泄泻、食欲不振、气喘、嗳气等病症。

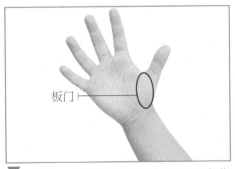

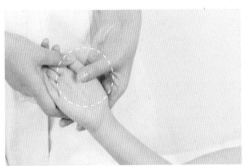

▼ **位置：** 位于手掌大鱼际表面（双手拇指近侧，在手掌肌肉隆起处）。

▼ **揉板门：** 用拇指指端揉按小儿大鱼际，称为揉板门或运板门，操作 100～300 次。

少商

功效：宣肺解郁、清热止呕。

主治：喉肿、喉痛、心烦不安、口渴引饮、掌热、呕吐、胸闷等病症。

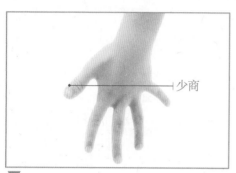

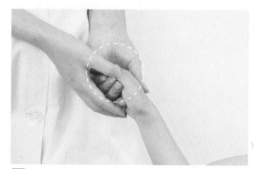

▼ **位置：**位于手拇指末节桡侧，距指甲角 0.1 寸（指寸）。

▼ **掐按少商：**一手持小儿的手，用另一手的拇指指甲掐按少商穴 3～5 次。

端正

功效：降逆止呕、调理肠道。

主治：水泻、痢疾、小儿惊风、呕吐等病症。

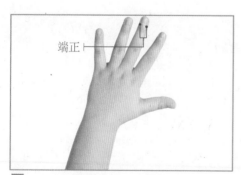

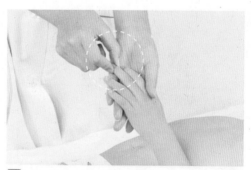

▼ **位置：**位于中指指甲根两侧，近中指第二指间关节赤白肉际处，桡侧称左端正，尺侧称右端正。

▼ **掐端正：**一手持小儿的手，用另一手的拇指、食指指甲对掐端正穴 30～50 次。

老龙

功效： 醒神开窍、清热解痉。

主治： 急惊风、高热、抽搐、昏厥等病症。

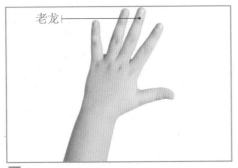

▼ **位置：** 位于中指指甲根正中后 0.1 寸处。

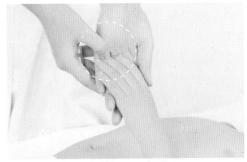

▼ **掐老龙：** 一手持小儿的手，用另一手的拇指指甲掐按老龙穴 3～5 次。

十宣

功效： 醒神开窍、退热镇惊。

主治： 高热惊风、抽搐、烦躁不安、昏厥、神呆、精神恍惚等病症。

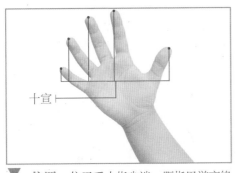

▼ **位置：** 位于手十指尖端，距指甲游离缘 0.1 寸（指寸），左右共十穴。

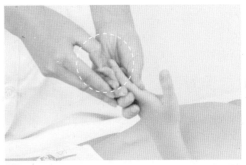

▼ **掐十宣：** 一手持小儿的手，用另一手的拇指指甲依次从拇指掐至小指，称为掐十宣，常规掐 3～5 次。

二马

功效： 顺气散结、利水通淋。

主治： 牙痛、小便赤涩、小便淋漓、虚热咳喘、阴虚内热、烦躁不安等病症。

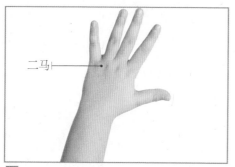

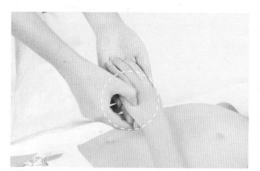

▼ **位置：** 位于手背，无名指及小指掌指关节后凹陷中。

▼ **掐揉二马：** 一手持小儿的手，用另一手的拇指指甲重掐二马穴 3 ~ 5 次，再用拇指指腹揉 50 ~ 100 次。

二扇门

功效： 清热解表、健脾养胃。

主治： 鼻出血、惊风、呕吐、泄泻、身热无汗、抽搐、昏厥等病症。

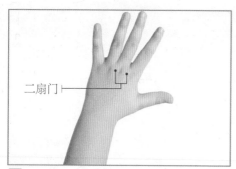

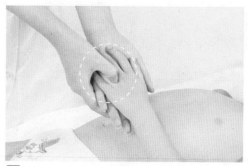

▼ **位置：** 位于手背，当第三掌指关节近端两侧凹陷处。

▼ **掐揉二扇门：** 用拇指指端先重掐二扇门穴 3 ~ 5 次，再顺时针揉按 100 ~ 300 次。

威灵

功效： 醒神开窍、疏风解表。

主治： 急惊风、昏迷不醒、头痛、耳鸣等病症。

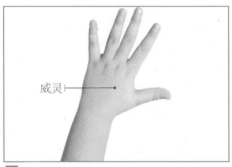

威灵

▼ **位置：** 位于手背，第二、三掌骨交缝处。

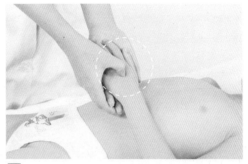

▼ **掐揉威灵：** 用拇指指端先掐按威灵穴5～10次，再以顺时针方向揉按100～200次。

精宁

功效： 行气化痰、宣肺止咳。

主治： 咳嗽痰多、疳积、痰喘、干呕、口眼㖞斜、惊风、昏厥等病症。

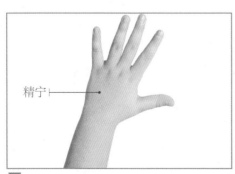

精宁

▼ **位置：** 位于手背，第四、五掌骨交缝处。

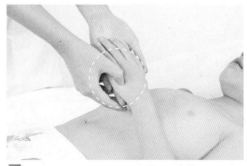

▼ **掐揉精宁：** 用拇指指端先掐按精宁穴5～10次，再以顺时针方向揉按100～200次。

小儿下肢部腧穴

箕门

功效：健脾渗湿、通利下焦。

主治：小便赤涩不利、尿闭等病症。

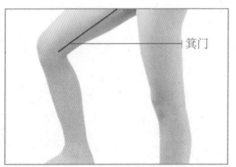

▼ **位置：**位于大腿内侧，膝盖上缘至腹股沟成一直线。

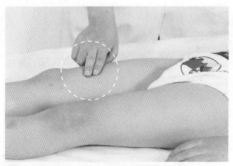

▼ **推箕门：**将食指、中指并拢，用指腹从腹股沟部位推至膝盖内侧上缘，操作100～300次。

百虫窝

功效：祛风活血、驱虫止痒。

主治：下肢瘫痪及痹痛、四肢抽搐、惊风、昏迷不醒等病症。

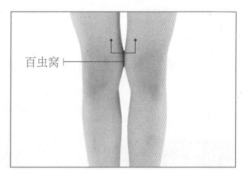

▼ **位置：**屈膝，位于大腿内侧，髌底内侧端3寸，即血海穴上1寸。

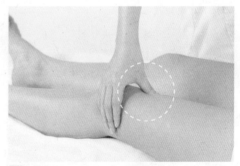

▼ **揉按百虫窝：**用拇指指腹以顺时针的方向揉按百虫窝穴50～100次，以局部有酸胀感为度。

委中

功效：舒筋活络、泻热清暑、熄风止痉。

主治：惊风、抽搐、下肢痿软无力、腹痛、遗尿等病症。

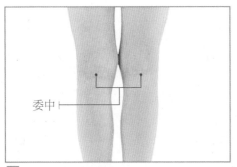

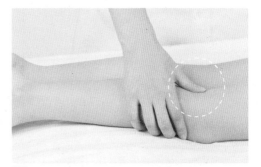

▼ **位置：**位于腘横纹中点，当股二头肌腱与半腱肌肌腱的中间。

▼ **揉按委中：**用拇指指腹以顺时针的方向揉按委中穴200～300次，力度由轻至重。

血海

功效：调经统血、健脾化湿。

主治：湿疹、荨麻疹、膝痛、腹胀等病症。

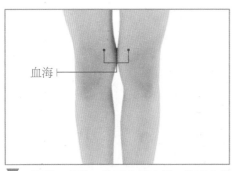

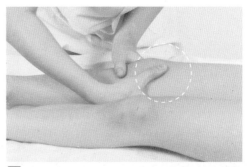

▼ **位置：**屈膝，位于大腿内侧，髌底内侧端上2寸，股四头肌内侧头的隆起处。

▼ **揉按血海：**将拇指置于血海穴上，用指腹揉按50～100次，以局部有酸胀感为度。

阴陵泉

功效： 健脾理气、通经活络。

主治： 遗尿、尿潴留、尿失禁、尿路感染、腹水、消化不良等病症。

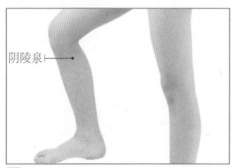

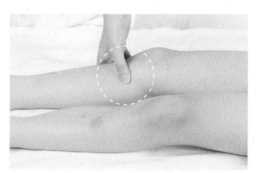

▼ **位置：** 位于小腿内侧，当胫骨内侧髁后下方凹陷处。

▼ **揉按阴陵泉：** 用拇指指腹以顺时针的方向揉按阴陵泉穴 200 ~ 300 次，以有酸胀感为度。

阳陵泉

功效： 舒肝利胆、强健腰膝。

主治： 胁肋疼痛、呕吐、头痛、脚痛、遗尿、颜面浮肿、小儿惊风等病症。

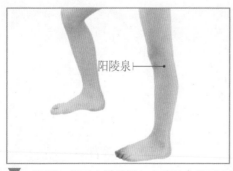

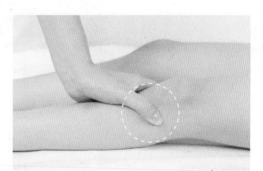

▼ **位置：** 位于小腿外侧，当腓骨头前下方凹陷处。

▼ **揉按阳陵泉：** 用拇指指腹以顺时针的方向揉按阳陵泉穴 200 ~ 300 次，以有酸胀感为度。

足三里

功效：健脾和胃、通经活络。

主治：呕吐、腹泻、腹胀、肠鸣、下肢痿痹、便秘、疳积、腹痛等病症。

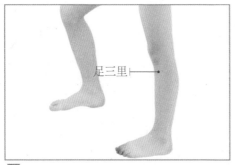

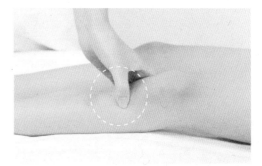

▼ **位置：**位于小腿前外侧，当犊鼻穴下3寸，距胫骨前缘一横指（中指）处。

▼ **揉按足三里：**用拇指指腹用力按压足三里穴一下，然后以顺时针的方向揉按三下，称一按三揉，一按三揉为1次，操作50～100次。

丰隆

功效：健脾化痰、和胃降逆。

主治：头痛、眩晕、癫痫、痰多咳嗽、下肢痿痹、腹胀、便秘等病症。

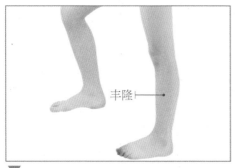

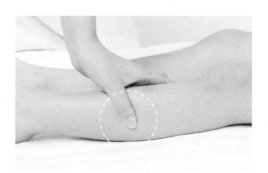

▼ **位置：**位于小腿前外侧，当外踝尖上8寸，条口穴外，距胫骨前缘二横指（中指）。

▼ **揉按丰隆：**用拇指指腹以顺时针的方向揉按丰隆穴200～300次，再以逆时针的方向揉按200～300次。

前承山

功效： 熄风定惊、行气通络。

主治： 下肢抽搐、小儿麻痹症、肌肉萎缩、惊风、昏迷不醒等病症。

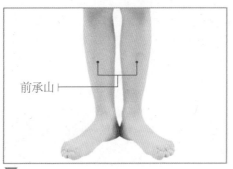

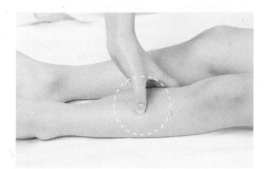

▼ **位置：** 位于小腿胫骨旁，与后承山相对。

▼ **揉按前承山：** 用拇指指腹以顺时针的方向揉按前承山穴 200 ~ 300 次，以有酸胀感为度。

后承山

功效： 理气止痛、舒筋活络、消痔。

主治： 惊风抽搐、便秘等病症。

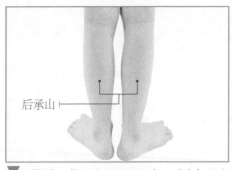

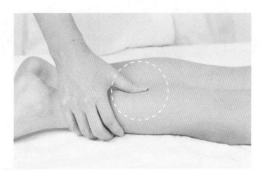

▼ **位置：** 位于小腿后面正中，委中与昆仑穴之间，当伸直小腿或足跟上提时腓肠肌肌腹下出现的尖角凹陷处。

▼ **拨后承山：** 用拇指指腹横向拨动后承山穴 10 ~ 30 次，以局部皮肤潮红为度。

三阴交

功效: 通经活络、调和气血。

主治: 遗尿、小便频数、涩痛不利、癃闭、下肢痿软、贫血、乏力、失眠等病症。

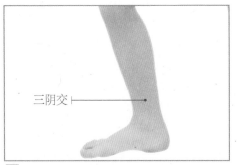

三阴交

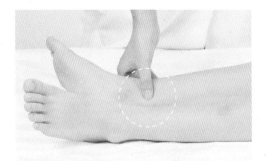

▼ **位置:** 位于小腿内侧,当足内踝尖上3寸,胫骨内侧缘后方。

▼ **揉按三阴交:** 用拇指指腹以顺时针的方向揉按三阴交穴20 ~ 30次,再以逆时针的方向揉按20 ~ 30次。

昆仑

功效: 散热化气、通经活络。

主治: 头痛、小儿惊风、腰腿疼痛、下肢痉挛、足跟痛等病症。

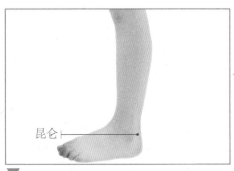

昆仑

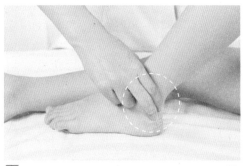

▼ **位置:** 位于足部外踝后方,当外踝尖与跟腱之间的凹陷处。

▼ **揉按昆仑:** 将食指、中指并拢,用指腹揉按昆仑穴200 ~ 300次,以局部有酸胀感为度。

解溪

功效： 清胃化痰、镇惊安神。

主治： 下肢痿痹、踝关节病等病症。

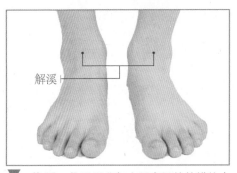

解溪

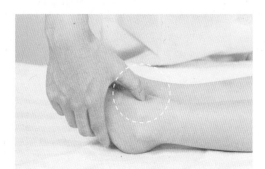

▼ **位置：** 位于足背与小腿交界处的横纹中央凹陷中，当拇长伸肌腱与趾长伸肌腱之间。

▼ **掐解溪：** 将拇指置于解溪穴上，用指尖重掐 3 ～ 5 次，以局部有酸痛感为度。

太冲

功效： 疏肝养血、清利下焦。

主治： 头晕、目眩、遗尿、胸胁胀痛等病症。

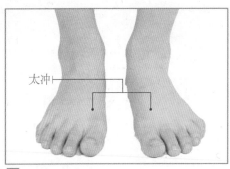

太冲

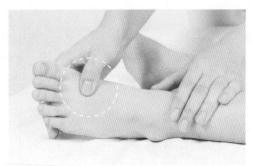

▼ **位置：** 位于足背侧，当第一跖骨间隙的后方凹陷处。

▼ **揉按太冲：** 将拇指置于太冲穴上，用指腹揉按 1 ～ 3 分钟，以局部皮肤潮红为度。

内庭

功效：清胃泻火、理气止痛。

主治：胃热上冲、胸腹胀满、小便出血、耳鸣等病症。

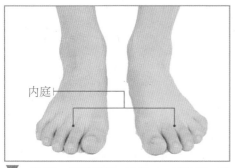

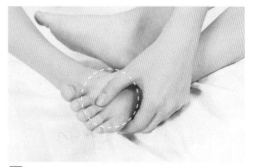

▼ **位置：**位于足背，当第二、三趾间，趾蹼缘后方赤白肉际处。

▼ **揉按内庭：**将拇指置于内庭穴上，用指腹揉按1～2分钟，以局部有酸胀感为度。

行间

功效：清肝泻热、凉血安神、熄风活络。

主治：耳鸣、耳聋、眩晕等病症。

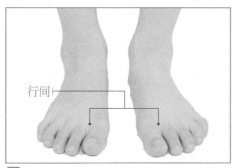

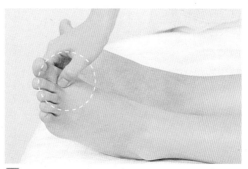

▼ **位置：**位于足背侧，第一、二趾间，趾蹼缘的后方赤白肉际处。

▼ **点按行间：**用拇指指腹点按行间穴1～3分钟，以局部有酸胀感为度。

厉兑

功效：清热和胃、苏厥醒神。

主治：咽喉肿痛、腹胀腹痛、热病、多梦、惊啼等病症。

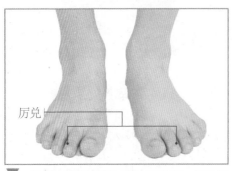

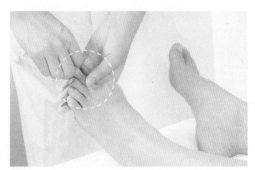

▼ **位置：**位于足第二趾末节外侧，距趾甲角 0.1 寸（指寸）。

▼ **夹按厉兑：**将食指、中指相对，用手指关节夹按厉兑穴 1 ~ 2 分钟，以局部皮肤潮红为度。

涌泉

功效：散热生气、聪耳明目。

主治：发热、呕吐、腹泻、五心烦热、失眠、便秘、头痛、目赤肿痛等病症。

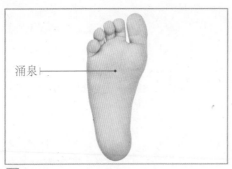

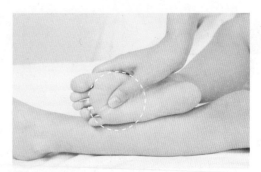

▼ **位置：**位于足底部，蜷足时足前部凹陷处，约当足底第二、三趾趾缝纹头端与足跟连线的前 1/3 与后 2/3 交点上。

▼ **揉按百会：**将拇指指腹置于涌泉穴上，先向足趾方向推 50 ~ 100 次，再以顺时针的方向揉按 100 ~ 300 次。

第四章

顺应四时，调理体质，宝宝按摩保健跟着做

一年四季的气候各有特点，春暖、夏热、秋燥、冬寒，这是自然界的规律。同样，人的身体也遵循着自然界的这种规律，即"春养肝，夏养心，秋养肺，冬养肾"。

中医向来讲究"辨证施治"，就是说祛病健体要根据每个人的不同情况来进行，同样，给宝宝进行经络按摩也要根据体质采取正确的按摩调理方法。

如果父母平时给宝宝做一些对应四季变化、调理体质的按摩，就可以有效的增强宝宝的抵抗力，同时，还可以配合四季的变化，根据宝宝体质的不同，调整饮食结构。这样双管齐下，可以让宝宝远离病痛的折磨，拥有健康的体魄。

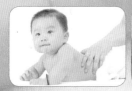
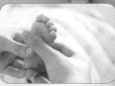
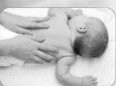
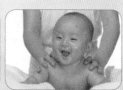

春季保健，养肝为主

春天万物复苏，自然之气具有生长、升发、条达舒畅的特点。而肝属木、喜条达，其气通于春，顺应时气养肝以使志生，则肝气旺盛、精神畅快。春季又是宝宝生长发育的黄金季节，在这个季节里，他们的身体会迅速生长发育，食欲也比较旺盛，所以父母也要抓住这样的好时机，科学合理的给宝宝增加营养。

穴位处方签：点揉肝俞穴2分钟、点按阳陵泉穴3分钟、点按太冲穴20次、清肝经100次。

穴位定位

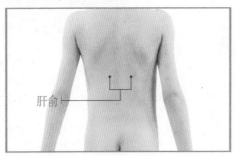

▼ 肝俞为肝之背俞穴，具有清利肝胆、宁神明目、补血消瘀的作用。

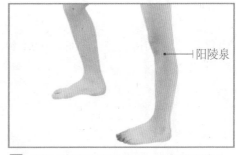

▼ 阳陵泉是筋气聚会之处，具有舒肝利胆、强健腰膝的作用。

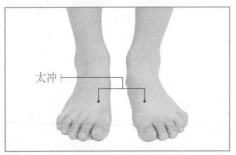

▼ 太冲为肝经之原穴，具有平肝泄热、舒肝养血、清利下焦的作用。

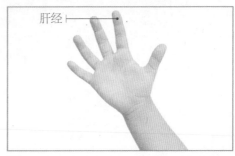

▼ 肝经具有熄风镇惊、养心安神的作用，能养护肝脏。

按摩操作

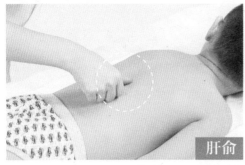
肝俞

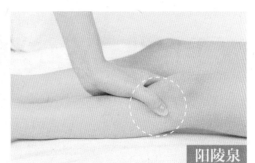
阳陵泉

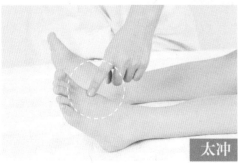
太冲

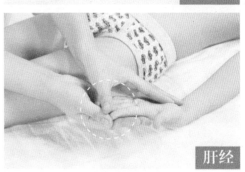
肝经

点揉肝俞： 用拇指指腹点揉肝俞穴 2 分钟，力度适中，以局部有酸胀感为度。

点按阳陵泉： 用拇指指腹点按阳陵泉穴 3 分钟，以局部皮肤潮红为度。

点按太冲： 用食指指腹点按太冲穴 20 次，以有酸胀感为度。

清肝经： 用拇指指腹从食指指根往指尖处直推，称清肝经，操作 100 次。

春季饮食建议

1. 应适当吃些温补阳气的食物，如葱、姜、蒜、韭菜等；脾胃不好的孩子应少吃性寒的食物，如黄瓜、茭白、莲藕等。

2. 适当多吃护肝的食物，如红枣、山药、枸杞等，以健脾胃之气。同时，要注意少吃酸味食品，以防肝气过盛。

3. 饮食要清淡，多吃蔬菜。经过冬季之后，孩子普遍会出现多种维生素、矿物质缺乏的情况，如春季多发口腔炎、口角炎等。这时，一定要多吃蔬菜，如生菜、芹菜、油菜、大白菜、香椿、四季豆等。

夏季保健，养心为主

中医认为，夏季养生的一大关键就是养"心"。但中医所说的"心"并非仅仅指"心脏"，而是包括心脏在内的整个神经系统甚至精神心理因素。夏季天气炎热，宝宝的皮肤毛孔全部打开，非常容易出汗，从而导致阳气泄露过多，再加上长夏阴雨潮湿，暑邪会影响脾胃功能，从而不利于宝宝养心。

穴位处方签：揉按百会穴 50 次、揉按内关穴 100 ~ 500 次、补心经 100 次、推揉心俞穴 2 ~ 3 分钟。

穴位定位

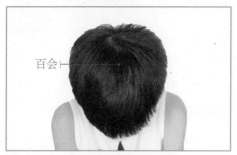

▼ 百会具有熄风醒脑、升阳固脱的作用，可振奋心阳。

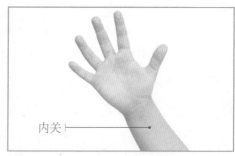

▼ 内关具有宁心安神、和胃和逆、理气镇痛的作用。

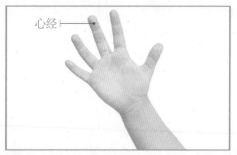

▼ 心经具有养心安神、清热除烦的作用，能养护心脏。

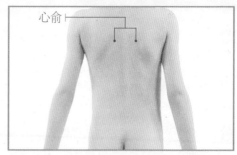

▼ 心俞为心的背俞穴，具有宁心安神、理气调血的作用。

按摩操作

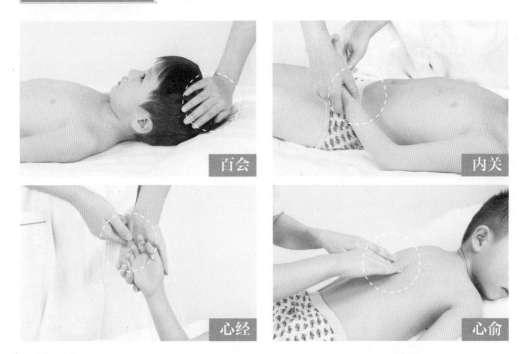

百会

内关

心经

心俞

揉按百会：将手掌按在百会穴上，以顺时针方向揉按 50 次，以局部发热为度。

揉按内关：用拇指指腹以顺时针的方向揉按内关穴 100 ～ 500 次，以局部有酸胀感为度。

清心经：用拇指指腹从中指指尖往指根处直推，称补心经，操作 100 次。

推揉心俞：将食指、中指、无名指三指紧并，推揉心俞穴 2 ～ 3 分钟。

夏季饮食建议

1. 饮食宜清淡，应以易消化、富含维生素的食物为主，尽量让孩子少吃油腻辛辣的食物。可以多给孩子吃莲子、豆制品、鸡肉、猪瘦肉、芝麻、玉米，多喝牛奶等，既能补充营养，又可以起到强心的作用。

2. 天气转热后，孩子出汗多易丢失津液，需适当吃酸味食物，如西红柿、柠檬、草莓、乌梅、葡萄、菠萝等。它们能帮助敛汗止泻祛湿，还能生津止渴，健胃消食。

3. 夏季多给孩子进流食对身体好。天气转热，孩子出汗多，体内丢失的水分增多。所以多进流食，如早晚喝粥，午餐时喝汤，是夏季饮食养生的重要方法。

秋季保健，养肺为主

秋季五行中属金，为收获之季节，五脏应肺，秋季是由夏向冬的过度阶段，多数生理指标在秋季都有一定的波动，秋季的生理变化有利于健康，但秋季免疫力下降，很多宝宝在秋季容易感冒、皮肤干裂、全身燥热、咽喉发干等，大多数是由于肺阴损伤造成的，因此家长在这个季节给宝宝准备一些能滋润肺部的食物，如梨、百合等。

穴位处方签：轻摩膻中穴 3 分钟、揉按内关穴 100 次、揉按肺俞穴 1 ～ 2 分钟、推肺经 200 ～ 300 次。

穴位定位

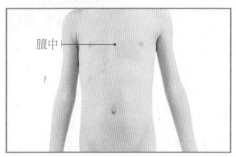

膻中具有理气宽胸、清肺化痰的作用，为治疗胸闷气急的要穴。

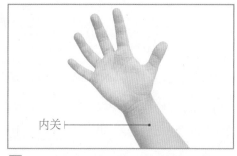

内关具有理气镇痛、宁心安神、和胃降逆的作用。

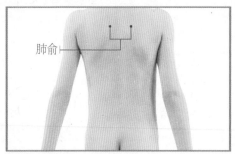

肺俞是肺气转输、输注之处，具有解表宣肺、清热理气的作用。

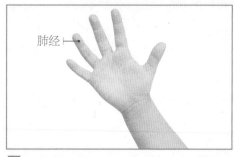

肺经具有宣肺理气、清热止咳的作用，能增强孩子肺部的功能。

按摩操作

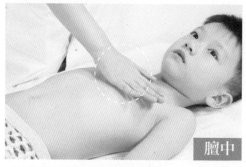
膻中

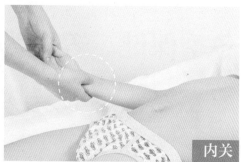
内关

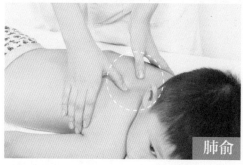
肺俞

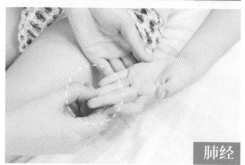
肺经

轻摩膻中： 用手掌心轻摩膻中穴 3 分钟，以局部皮肤潮红、发热为度。

揉按内关： 用拇指指腹以顺时针的方向揉按内关穴 100 次，力度稍重，以酸胀为度。

揉按肺俞： 用拇指指腹揉按肺俞穴 1 ~ 2 分钟，力度适中，以局部皮肤发红为度。

推肺经： 用拇指指腹从指尖直线推向指根，结合做顺时针方向旋转推动，操作 200 ~ 300 次。

秋季饮食建议

① 养肺最好的办法是多吃白梨、白萝卜、莲藕、百合、银耳等白颜色的食物。肺脏与白色都属金，肺与白色相对应，故吃白色食物可起到养肺效果。但是因白色食物多性偏寒凉，生吃容易伤脾胃，对于脾胃虚寒（表现为腹胀、腹泻、喜食热、怕冷等）的孩子来说，将其煮熟后吃，可减轻寒凉之性，既养肺又不伤脾胃。

② 让孩子多吃一些清热祛燥的粗粮杂豆，如麦片、黄小米、玉米、绿豆、白芸豆等；多吃秋季当令蔬果；荤菜也尽量选用滋阴润燥的。

③ 不要让孩子吃干燥的东西，比如油炸薯条，还要注意少吃生冷、油腻、辛辣刺激的食物。

冬季保健，养肾为主

肾主藏精，肾中精气为生命之源，是人体各种功能活动的物质基础，人体生长、发育、衰老以及免疫力、抗病力的强弱与肾中精气盛衰密切相关。而冬季是阴寒盛、阳气闭的季节，小孩的生理功能还不很完善，容易受到冬天寒气的侵袭，一旦寒气进入到体内就不容易出去。因此，冬天要多给宝宝做相关穴位的按摩，补气益肾。

穴位处方签: 推揉肾俞穴3分钟、点揉三阴交穴2分钟、点揉太溪穴2分钟、补肾经200次。

穴位定位

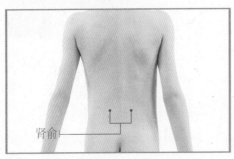

▼ 肾俞具有益肾助阳、聪耳止喘的作用，能促进肾脏的血流量。

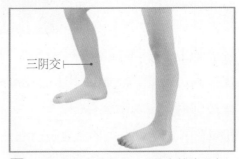

▼ 三阴交为十总穴之一，具有健脾理血、益肾平肝的作用。

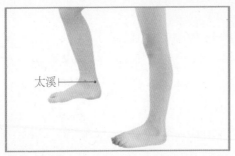

▼ 太溪为肾经之原穴，具有滋阴益肾、壮阳强腰的作用。

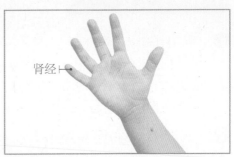

▼ 肾经具有补肾益脑的作用，能益精填髓、养护肾脏。

按摩操作

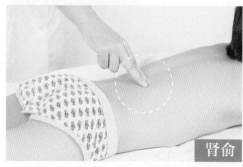

肾俞

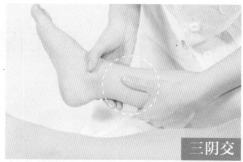

三阴交

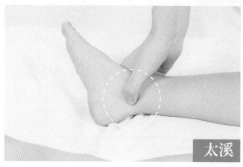

太溪

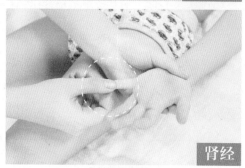

肾经

推揉肾俞： 将食指、中指紧并，推揉肾俞穴3分钟，力度轻柔，以潮红为度。

点揉三阴交： 用拇指指腹以点二下揉三下的频率，点揉三阴交穴2分钟。

点揉太溪： 用拇指指腹点揉太溪穴2分钟，以局部有酸胀感为度。

补肾经： 用拇指指腹从小儿小指螺纹面直推向指根，称为补肾经，操作200次。

冬季饮食建议

1. 冬季膳食的营养特点是要增加热量，以保证充足的热能。平时要多给孩子吃些动物性食品和豆类，以补充维生素和矿物质，如羊肉、大豆、核桃、栗子等都是冬季适合吃的食物。

2. "少食咸，多食苦"。冬季应该让孩子少吃咸的食物，以防肾阴过旺；多吃些苦味的食物，以补益心脏，增强肾脏的功能，如可多吃橘子、猪肝、羊肝、莴苣等。

3. 黑芝麻、黑豆等黑色食物能够养肾。所以，冬天的饮食中可以多一些黑芝麻、黑豆、黑米、黑枣、黑木耳、乌骨鸡、香菇等黑色食物，帮助孩子保持强健的体魄。

健康体质，重在保持

　　健康型体质的宝宝身体结实，面色红润，精神饱满，吃饭香，大小便正常。这类体质的宝宝，自身的身体素质已经很好，按摩的保健原则即为平补阴阳，在原来的基础上让孩子继续强健体魄、保持健康。

　　穴位处方签：揉按百会穴 40 次、按揉足三里穴 50 ～ 100 次、点打阳陵泉穴 20 ～ 30 次、点揉三阴交穴 1 分钟、揉按涌泉穴 100 ～ 300 次、揉按肾俞穴 60 次。

穴位定位

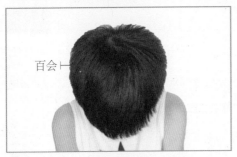

▼ 百会具有熄风醒脑、升阳固脱的作用，能调节一身阳气，强身健体。

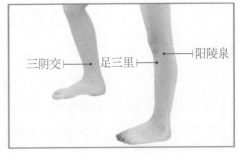

▼ 足三里能调气血、补虚乏；阳陵泉强健腰膝；三阴交能健脾理血、益肾平肝。

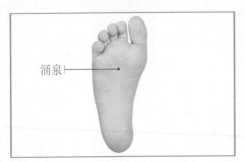

▼ 涌泉具有苏厥开窍、滋阴益肾、平肝熄风的作用，能使人精力充沛。

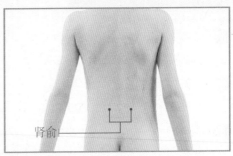

▼ 肾俞具有调肾气、强腰脊、聪耳目的作用，达到强肾护肾的目的。

按摩操作

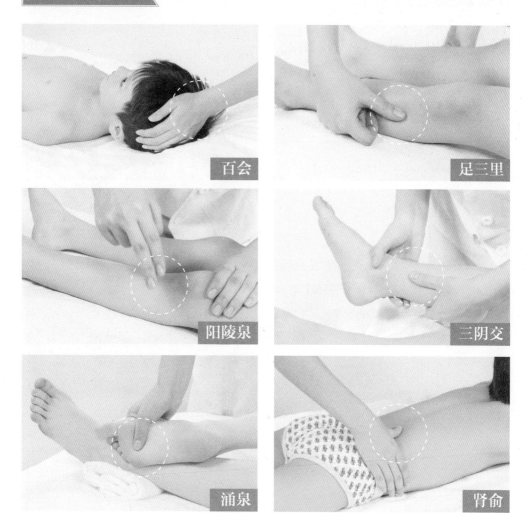

百会

足三里

阳陵泉

三阴交

涌泉

肾俞

揉按百会：用手掌按在百会穴，以顺时针方向揉按 20 次，再以逆时针的方向揉按 20 次。

按揉足三里：用拇指指腹用力按压足三里穴 1 下，然后以顺时针的方向揉按 3 下，称一按三揉。一按三揉为 1 次，操作 50 ～ 100 次。

点打阳陵泉：用食指、中指指腹点打阳陵泉穴 20 ～ 30 次，以局部皮肤潮红为度。

点揉三阴交：用拇指指腹以点二下揉三下的频率，点揉三阴交穴 1 分钟。

揉按涌泉：将拇指指腹按压在涌泉穴上，以顺时针的方向揉按 100 ～ 300 次。

揉按肾俞：用拇指指腹先顺时针再逆时针揉按肾俞穴 60 次，以局部有酸胀感为度。

辅助食疗

饮食原则：要坚持平补阴阳，摄食应广泛，保证营养均衡，这样能帮助孩子继续保持健康。多食绿叶蔬菜、薏米、豆制品；忌食辛辣、油腻、煎炸食品。

食谱推荐

蚕豆黄豆豆浆

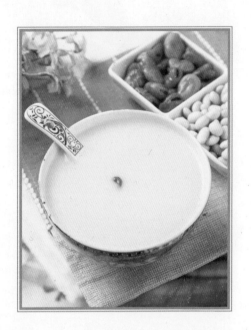

原料：水发黄豆 50 克，水发蚕豆 50 克

调料：白糖适量

做法：

把洗净的蚕豆、黄豆倒入豆浆机中，注入适量清水，至水位线即可。盖上豆浆机机头，选择"五谷"程序，再选择"开始"键，开始打浆，待豆浆机运转约 15 分钟，即成豆浆。将豆浆机断电，取下机头，将豆浆盛入碗中，加入少许白糖，搅拌片刻至白糖溶化即可。

莲子薏米粥

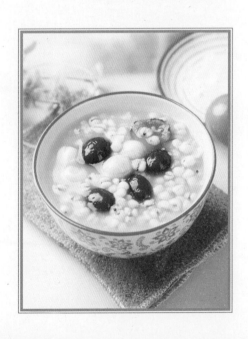

原料：薏米 100 克，莲子 50 克，红枣 5 颗

调料：冰糖 15 克

做法：

砂锅中注入适量清水烧开，倒入已浸泡好的莲子、薏米以及去核的红枣，搅拌一下。盖上盖，大火烧开后转用小火煮 60 分钟，至材料熟软。揭盖，加入冰糖，搅拌均匀，转中火煮约 1 分钟至冰糖溶化。关火后盛出煮好的粥，装在碗中，稍稍冷却后食用。

寒型体质，温养脾胃

寒型体质的宝宝容易手脚冰凉，喜静不喜动，吃饭不香，对于生冷食物、冷饮等易腹泻，且呈便溏。父母通过给宝宝按摩，可以益气健脾、增进食欲，同时按摩可以促进儿童因正气不足而引起的体力和精力疲惫症状，消除疲劳。

穴位处方签： 按揉中脘穴 50 次、揉按气海穴 80 ~ 100 次、揉按关元穴 80 ~ 100 次、补脾经 100 次、补胃经 100 次、点按足三里穴 1 分钟。

穴位定位

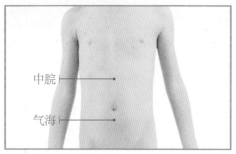

中脘
气海

▼ 中脘具有理气和胃、化湿降逆的作用；气海具有补气理气、益肾固精的作用。

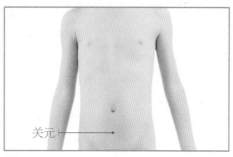

关元

▼ 关元为元气所藏之处，具有培肾固本、补气回阳的作用。

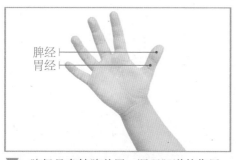

脾经
胃经

▼ 脾经具有健脾养胃、调理肠道的作用；胃经具有和胃降逆的作用。

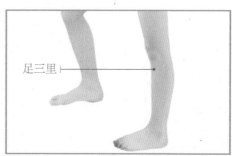

足三里

▼ 足三里具有理脾胃、调气血、补虚乏的作用。

按摩操作

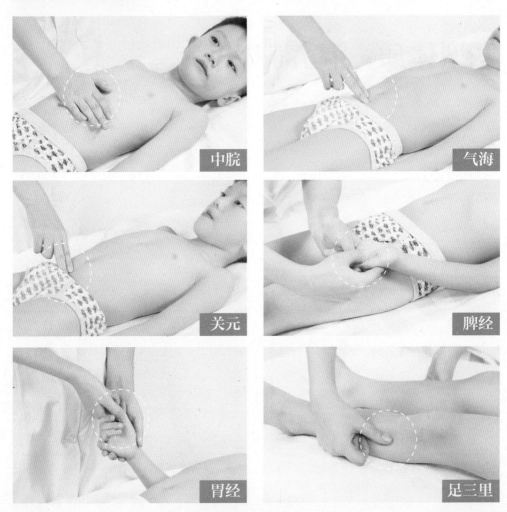

中脘

气海

关元

脾经

胃经

足三里

按揉中脘：将掌心搓热，以顺时针的方向按揉中脘穴 50 次，以局部皮肤潮红、发热为度。

揉按气海：将食指、中指指腹按压在气海穴上，以顺时针方向揉按 80 ~ 100 次，以发热为度。

揉按关元：合并食指、中指，将两指指腹按压在关元穴上，以顺时针的方向揉按 80 ~ 100 次，以发热为度。

补脾经：用拇指指腹从小儿拇指指尖桡侧面向指根方向直推，称为补脾经，操作 100 次。

补胃经：用拇指指腹从小儿拇指指根向掌根方向直推，称为补胃经，操作 100 次。

点按足三里：用拇指指腹点按足三里穴 1 分钟，力度适中，以局部有酸胀感为度。

辅助食疗

饮食原则：要坚持温养脾胃的原则，平时多吃些甘温之品，尽量不吃太凉的东西。多食核桃、龙眼、羊肉、牛肉；忌食冷饮、西瓜、梨。

食谱推荐

姜丝红糖蒸鸡蛋

原料：鸡蛋2个，姜丝3克

调料：红糖5克，黄酒5毫升

做法：

取空碗，打入鸡蛋，搅拌均匀至微微起泡。将红糖放入温水中，搅拌均匀成红糖水，将红糖水倒入蛋液中，边倒边搅拌，放入姜丝，加入黄酒，搅拌均匀。备好已注水烧开的电蒸锅，放入搅拌好的液体，加盖，调好时间旋钮，蒸10分钟至熟。揭盖，取出蒸好的鸡蛋即可。

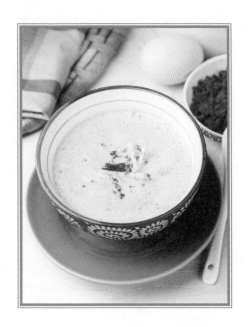

桂枝干姜炖羊肉

原料：羊肉片300克，桂枝5克，当归5克，干姜2克

调料：盐2克，料酒10毫升，生抽3毫升

做法：

洗净的羊肉加料酒汆去血水，备用。砂锅中注入适量清水烧热，放入备好的当归、羊肉、桂枝、干姜，淋入少许料酒。盖上锅盖，大火烧开后转小火煮1小时至食材熟透。揭开锅盖，加入少许生抽、盐，搅拌均匀，至食材入味。关火后将炖煮好的菜肴盛出，装入碗中即可。

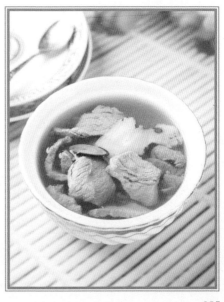

热型体质，清热泻火

热型体质的宝宝身体一般较为结实，面赤唇红，体内阳火旺盛，易舌燥口渴，易烦躁恼怒，食量较大，大便易干燥、便秘。父母通过给孩子按摩有助于清热泻火，润燥通便，宣泄体内过剩的阳气，调节阴阳，预防热型体质带来的未发病。

穴位处方签：推揉身柱穴 1 ~ 2 分钟、推按心俞穴 2 分钟、点揉肝俞穴 2 分钟、点打曲池穴 20 ~ 30 次、揉按合谷穴 1 ~ 3 分钟、揉内劳宫穴 50 次。

穴位定位

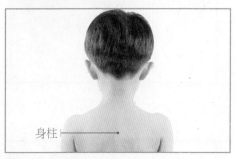

▼ 身柱具有宣肺泻热、清心宁神的作用，善清除体内邪热。

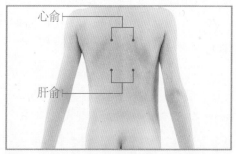

▼ 心俞具有宁心安神、理气调血的作用；肝俞具有清利肝胆、宁神明目的作用。

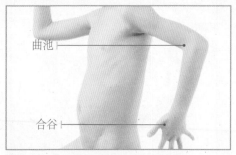

▼ 曲池具有清邪热、调气血的作用；合谷具有通经活经、清热解表的作用。

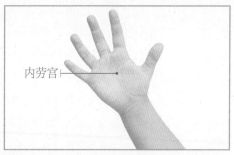

▼ 内劳宫具有清热除烦、疏风解表的作用，能够振奋孩子精神情绪，解除身热、烦躁。

按摩操作

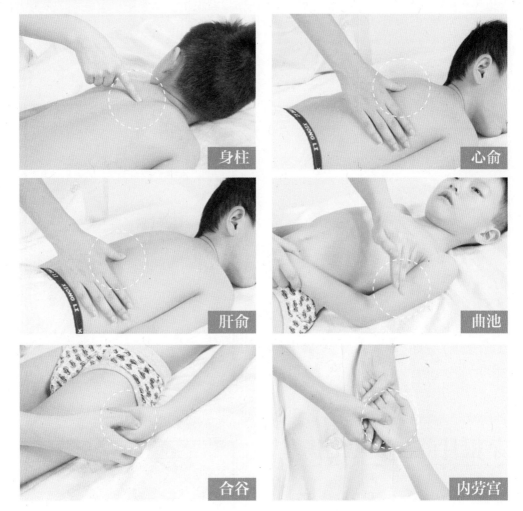

身柱

心俞

肝俞

曲池

合谷

内劳宫

推揉身柱： 用食指指腹推揉身柱穴 1～2 分钟，以有酸麻胀痛的感觉为佳。

推按心俞： 用拇指指腹推按心俞穴 2 分钟，力度适中，以有酸胀感为度。

点揉肝俞： 用拇指指腹点揉肝俞穴 2 分钟，力度适中，以有酸胀感为度。

点打曲池： 用食指、中指指腹点打曲池穴 20～30 次，以局部皮肤发红为度。

揉按合谷： 用拇指指腹揉按合谷穴 1～3 分钟，力度稍重，以有刺痛感为度。

揉内劳宫： 用拇指指腹轻揉内劳宫穴 50 次，力度适中，以有酸胀感为度。

辅助食疗

饮食原则：应坚持以清热为主，平时多吃些甘淡寒凉的食物。多食苦瓜、冬瓜、芹菜、鸭肉、梨、西瓜；忌食龙眼、狗肉、羊肉、牛肉。

食谱推荐
荷叶薏米赤小豆饮

原料：水发赤小豆40克，荷叶20克，薏米70克，茯苓60克，玫瑰花20克，枸杞15克

调料：冰糖适量

做法：

砂锅中注入清水烧开，放入备好的荷叶，大火煮5分钟后捞出，装入盘中。将茯苓、薏米、赤小豆放入砂锅中，拌匀，加盖，大火煮5分钟至析出有效成分，揭盖，放入玫瑰花、枸杞，拌匀，加盖，续煮5分钟至入味，揭盖加入冰糖，稍稍搅拌片刻。关火后盛出煮好的饮品，装入杯中即可。

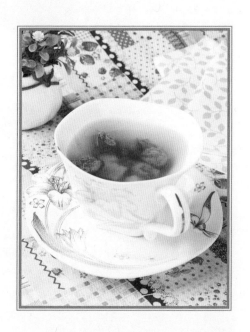

茅根甘蔗茯苓瘦肉汤

原料：瘦肉200克，甘蔗段120克，茯苓20克，茅根12克，胡萝卜80克，玉米100克

调料：盐2克

做法：

将去皮洗净的胡萝卜切滚刀块，洗好的玉米斩成小段，洗净的瘦肉切开，再切大块，汆除血渍。砂锅中注入适量清水烧热，倒入汆过水的瘦肉块，放入切好的玉米、胡萝卜，倒入茯苓、茅根、甘蔗段，盖上盖，烧开后转小火煮约120分钟后揭盖，加入少许盐，关火后盛出煮好的瘦肉汤即可。

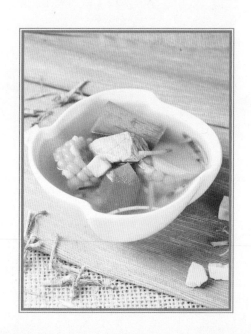

湿型体质，健脾化湿

　　湿型体质的宝宝身体多肥胖，喜欢吃油腻的食品，不喜运动，吃饭不香，便溏。父母通过给孩子按摩可以振奋孩子体内阳气，健脾益气，促进水液代谢，利湿化痰，预防湿型体质未发病，促进湿型病症的康复。

　　穴位处方签：揉按脾俞穴 50 ~ 100 次、揉按胃俞穴 50 ~ 100 次、揉按中脘穴 1 ~ 2 分钟、顶压足三里穴 3 ~ 5 分钟、揉按丰隆穴 5 分钟、点按三阴交穴 100 次。

穴位定位

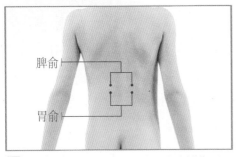

▼　脾俞具有健脾和胃、利湿升清的作用；胃俞具有和胃调中、祛湿消积的作用。

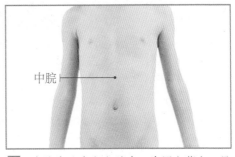

▼　中脘为八会穴之腑会，为胃之募穴，具有理气和胃、化湿降逆的作用。

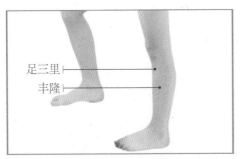

▼　足三里具有理脾胃、调气血、补虚乏的作用；丰隆具有和胃气、化痰湿的作用。

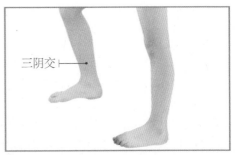

▼　三阴交属足太阴脾经，十总穴之一，具有健脾理血、益肾平肝的作用。

按摩操作

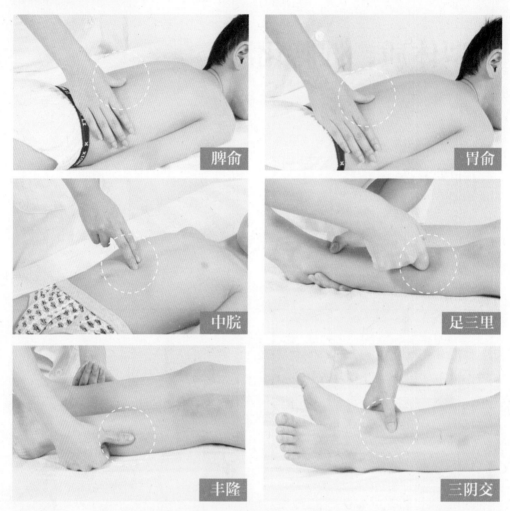

脾俞

胃俞

中脘

足三里

丰隆

三阴交

揉按脾俞： 将拇指指腹点按在脾俞穴上，以顺时针的方向揉按 50 ~ 100 次，以有酸胀感为度。

揉按胃俞： 将拇指指腹点按在胃俞穴上，以顺时针的方向揉按 50 ~ 100 次，以有酸胀感为度。

揉按中脘： 用食指、中指指腹顺时针揉按中脘穴 1 ~ 2 分钟，以局部皮肤发红为度。

顶压足三里： 食指弯曲，用指关节顶压足三里穴 3 ~ 5 分钟，以有酸胀感为度。

揉按丰隆： 用拇指指腹揉按丰隆穴 5 分钟，力度适中，以有酸胀感为度。

点按三阴交： 用拇指指腹点按三阴交穴 100 次，以局部有酸胀感为度。

辅助食疗

饮食原则：应该以健脾化湿祛痰为主，尽量少吃甜腻酸涩的食物。多食高粱、扁豆、白萝卜、鲫鱼、橙子；忌食石榴、蜂蜜、红枣、糯米、冷饮。

食谱推荐
薏芡山药粥

原料：水发薏米 30 克，水发芡实 50 克，水发大米 100 克，去皮山药 100 克

做法：
洗净的山药切块儿，将切好的山药块放入加了白醋的清水中浸泡，以免氧化变黑。砂锅中注水烧开，倒入泡好的薏米、芡实，搅匀。加盖，用大火煮开后转小火续煮 30 分钟至熟透。揭盖，倒入泡好的大米，放入泡过的山药块，搅匀，用大火煮开。加盖，转小火续煮 20 分钟至食材熟软。揭盖，搅拌一下，关火后盛出煮好的粥，装碗即可。

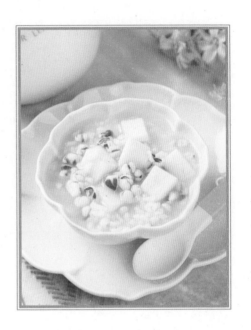

莲藕茯苓莲子煲

原料：莲藕 110 克，水发莲子 70 克，红枣、淮山、茯苓、葱花各少许

调料：盐 2 克

做法：
洗净去皮的莲藕切成丁，锅中注水烧开，倒入莲藕、莲子、红枣、淮山、茯苓，搅拌均匀。盖上盖，大火烧开后转用小火煮 20 分钟至食材熟软。揭开盖，加入少许盐。关火后将锅中的食材盛入砂锅中，将砂锅置于旺火上，盖上盖，用小火煮至汤汁沸腾。揭开盖，撒上少许葱花即可。

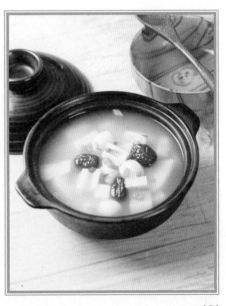

虚型体质，气血双补

虚型体质的宝宝身体较为虚弱，面色萎黄，体内虚寒，少言语，少运动，怕冷、手脚冰凉，吃饭不香，便溏。父母对这类宝宝要格外注意，通过按摩使孩子肌肉运动，产生热能，温阳益气，增强机体活力，使其精力旺盛，预防未发病，促进虚型体质病症康复。

穴位处方签：挟提大椎穴 10 ~ 20 次、揉按肾俞穴 60 次、推按命门穴 1 ~ 3 分钟、点按膻中穴 2 ~ 3 分钟、点按血海穴 100 次、推揉足三里穴 3 分钟。

穴位定位

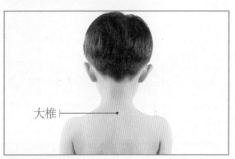

▼ 大椎具有清热解表、祛风止咳的作用，可以赶走疾病，恢复体力，让孩子精神抖擞。

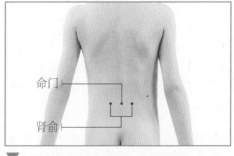

▼ 肾俞具有益肾助阳、强腰利膝的作用；命门具有温肾壮阳、强腰健脊的作用。

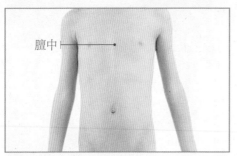

▼ 膻中是心包经经气及一身宗气聚集之处，具有理气止痛、生津增液的作用。

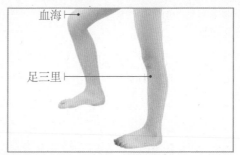

▼ 血海具有调经统血、健脾化湿的作用；足三里具有理脾胃、调气血、补虚乏的作用。

按摩操作

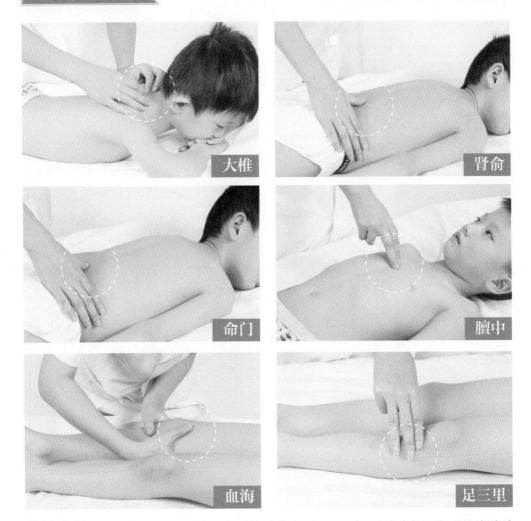

挟提大椎： 用拇指和食、中两指相对，挟提大椎穴 10 ~ 20 次，力度由轻至重，以局部皮肤发红为度。

揉按肾俞： 用拇指指腹先顺时针揉按肾俞穴 30 次，再逆时针揉按 30 次，以局部有酸胀感为度。

推按命门： 用拇指推按命门穴 1 ~ 3 分钟，以皮肤潮红、发热为度。

点按膻中： 用食指、中指指腹点按膻中穴 2 ~ 3 分钟，力度稍轻，以皮肤潮红为度。

点按血海： 用拇指指腹点按血海穴 100 次，以有酸胀感为度。

推揉足三里： 将食指、中指、无名指紧并，用指腹推揉足三里穴 3 分钟，以潮红为度。

辅助食疗

饮食原则：应该坚持气血双补的原则，尽量少吃或者不吃苦寒生冷食品。多食羊肉、牛肉、核桃、桂圆；忌食西瓜、苦瓜、绿豆。

食谱推荐
当归党参红枣鸡汤

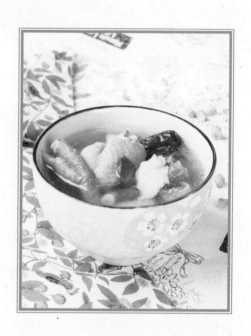

原料：当归15克，党参12克，红枣6枚，枸杞9克，牛膝9克，桃仁9克，土鸡块200克

调料：盐2克

做法：

将红枣、党参、当归、桃仁、牛膝、枸杞洗净后泡发10分钟，土鸡块汆去血渍。砂锅注水，倒入汆过水的土鸡块，放入泡发好的红枣、党参、当归、桃仁、牛膝，大火烧开后转小火煲煮100分钟，至食材熟软，倒入泡好的枸杞，小火续煮20分钟，放入少许盐调味即可。

当归黄芪响螺鸡汤

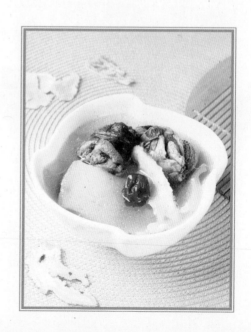

原料：乌鸡块400克，水发螺片50克，红枣30克，当归15克，黄芪15克，姜片少许

调料：盐2克

做法：

洗净的螺片切块，乌鸡块汆煮片刻，关火后捞出，沥干水分，装入盘中备用。砂锅注水，倒入乌鸡、螺片、姜片、当归、黄芪、红枣，拌匀。加盖，大火煮开后转小火煮3小时至食材熟软。揭盖，加入盐调味，关火后将煮好的鸡汤盛出，装入碗中即可。

第五章

按摩得宜，解决宝宝的常见问题

很多不了解中医奥妙之处的人都会对宝宝经络按摩产生怀疑，认为只依靠反复按摩区区几个穴位就能治病健体会不会有点过于神奇？其实不然，宝宝身上的经络穴位能通过不同的排列组合，再配以最合适的按摩手法和力度，就能发挥很好的疗效。

在宝宝健康的时候做适当的按摩，能起到保健作用；当宝宝出现一些常见的小问题时，比如赶不上同龄孩子的个头，不爱吃饭等，按摩相应的穴位，慢慢的你会发现，宝宝的问题得到了改善。

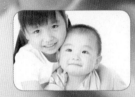 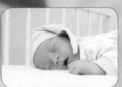 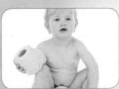 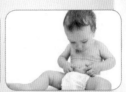

宝宝不爱吃饭

孩子不爱吃饭是让许多家长头疼的问题，当孩子不爱吃饭时，家长首先应该寻找原因，并不能一味的采取强迫式地喂饭形式。导致孩子不爱吃饭的常见原因有以下几点：

1. 零食不断，嘴不停，胃不闲，导致胃肠道蠕动和分泌紊乱。

2. 孩子饮食无规律，无固定进食时间，进食时间延长或缩短，正常的胃肠消化规律被打乱，孩子就不会乖乖吃饭了。

3. 片面追求高营养，肉蛋奶无节制地给孩子吃，损伤胃肠，引起消化不良。

4. 进食环境差，边吃边玩，或进食时爸妈逗弄、训斥，使其不能安静地进食。

5. 父母过分关注孩子进食，使孩子产生逆反心理，进而以拒食抗拒，父母应当对孩子放宽心，让孩子轻松进食。

6. 缺锌引起味觉改变。观察孩子是否缺锌，家长可以通过舌苔判断，舌面上一颗颗小小的突起与正常孩子的舌头相比多呈扁平状，或呈萎缩状态。

7. 运动不足，代谢减少，胃肠道消化功能得不到强化。要养成良好的生活、作息习惯。

8. 孩子生病了也会导致食欲下降，不爱吃饭。服药太多或滥用保健补品，增加胃肠消化吸收的负担，造成宝宝不爱吃饭。

归根到底，孩子不吃饭，主要是脾胃功能差，运化能力不足，既然无法完成需要消化的任务额，所幸脾胃就要赖不干活了。那么，除了焦头烂额看着孩子不吃不喝外，父母还能干什么？不妨试试按摩。

取穴与操作方法

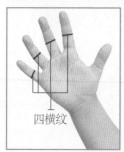
四横纹

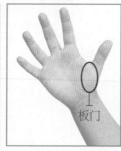
板门

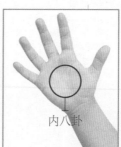
内八卦

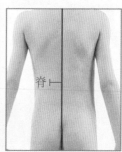
脊

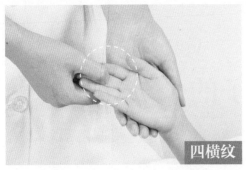

四横纹

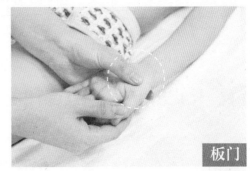

板门

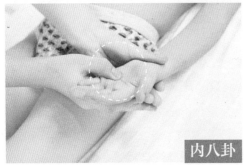

内八卦

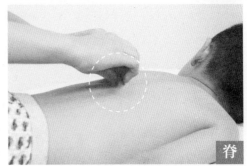

脊

步骤一：掐四横纹。

两只手各掐 10～20 次，看到颜色深的静脉血管，要多用掐法刺激，但也不要用力过猛，这会容易导致孩子畏惧疼痛而不配合。

步骤二：揉推板门。

用拇指指腹在孩子的手掌大鱼际中心揉按板门 10 秒，然后微用力，自孩子拇指指根大鱼际处，往腕横纹处直推。一揉一推为 1 次，共操作 100 次。

步骤三：运内八卦。

用拇指指腹顺时针方向掐揉内八卦，称为运内八卦，操作 300 次。此手法配合揉推板门效果非常不错，孩子都喜欢。运内八卦时最好使用爽身粉或者润肤露等按摩介质。手法宜轻柔，使手掌内侧面有酥痒感为宜。

步骤四：捏脊。

用拇指和食指拿捏脊柱两旁的皮肤，自上而下游走，操作 10 次。这套手法能有效调和五脏六腑，提高孩子的免疫力、提升胃口，其中平衡阴阳效果最好。

对症按摩基本手法 1～2 天，孩子脾胃的饥饿感就会上升，很多孩子会主动吃饭，这时千万别着急喂孩子大鱼大肉，一定要先让他吃清淡易消化的食物，比如：菜粥、面汤等。坚持几天之后，孩子情况巩固之后，可适当增加营养，菜肉比例以 7：3 为主，即菜多肉少。

宝宝赶不上同龄孩子的个头

"哪些按摩能让孩子长得更高呢？我们做父母的个子不高，我好担心宝宝也一样长不高！""我的宝宝又瘦又小，比同龄孩子个头矮，怎么能让他更壮点呢？"……类似这样的问题屡见不鲜。理论上来讲，人的身高一般会受遗传、疾病和精神（心理）3方面因素的影响。

1. 遗传

遗传因素是显而易见的，子女的身高与父母身高的关联度高达70% ~ 80%。但是，遗传只能决定身高生长的潜力，而身高的潜力能否得到正常发挥，则有赖于各种外界条件，如营养、锻炼、疾病防治、生活规律、情绪等等。如果注意到这些方面，就有可能发挥出孩子身高生长的最大潜能。

2. 疾病

许多疾病可以影响身高，包括内分泌疾病、非内分泌疾病和一些慢性疾病，都是影响孩子身体发育的因素。内分泌疾病较为常见的有生长激素缺乏等；非内分泌疾病见于体质性身材矮小、宫内发育迟缓，以及身材矮小的一些综合征；慢性疾病如先天性心脏病、慢性胃肠道疾病、慢性尿毒症和血液系统的疾病等。

3. 精神

精神因素也会影响小儿的身高。由于精神因素造成孩子身高缺陷的，在医学上称之为"精神剥夺性侏儒"，主要是由于精神上压力过大、压抑或抑郁情绪造成的。这种情况大多是孩子得不到应有的关爱，甚至是受到虐待，造成体内分泌功能失调，生长激素分泌不足，胃肠功能降低，影响食欲和营养的吸收，从而致使生长受到限制。

取穴与操作方法

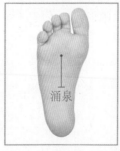

涌泉

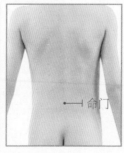

命门

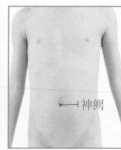

神阙

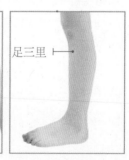

足三里

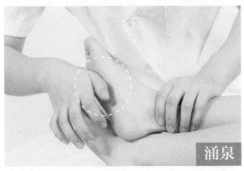

涌泉

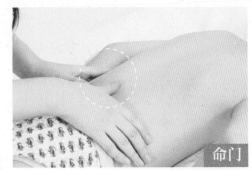

命门

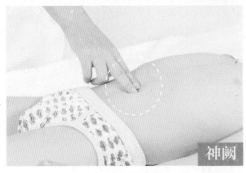

神阙

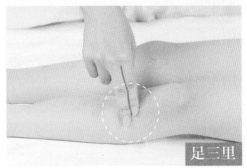

足三里

步骤一：推擦涌泉。

用手掌的大鱼际肌推擦涌泉穴 2 ~ 3 分钟，对侧以同样的方法操作，直到两足底明显发热。比如孩子睡觉时脚心热，通常睡眠就容易浅、爱翻滚，精神不佳自然影响生长发育，此时推擦涌泉穴效果最佳，可以引火归元。

步骤二：推按命门。

用拇指指腹推按命门穴 1 ~ 3 分钟，慢慢推按至皮肤发热、发红为佳。命门穴搭配涌泉穴是传统的增高配穴。如果孩子尿床会导致睡眠变差，而命门穴就有治疗遗尿的作用。

步骤三：揉神阙。

用食指、中指指腹揉神阙穴 1 ~ 2 分钟，力度宜轻，以宝宝舒适为度。神阙这个穴位非常神奇，按摩它可以缓解孩子消化不良、腹泻，孩子消化吸收跟上了，发育自然好。

步骤四：揉按足三里。

将食指、中指紧并，用指腹顺时针揉按足三里穴 1 ~ 2 分钟，对侧以同样的方法操作。足三里是极具保健价值的穴位，能提高孩子的免疫力，对于营养缺乏导致身材矮小的孩子有益。

另外，运动强，弹跳好的孩子也容易长高，所以，如何让孩子动的好、动的足够也是家长非常重要的必修课。运动，尤其是弹跳运动，对孩子的骨骼发育有特别充分的刺激，除了按摩，多带孩子做各种有意思的弹跳运动吧。

宝宝总哭闹不睡觉

　　孩子的生理特点有着鲜明的个性，心常有余、肾常虚、脾常不足，在这几种因素影响下，很多宝宝都出现过睡不好的问题。睡不好的孩子还容易恶性循环，有的孩子日夜颠倒，有的孩子会反复哭闹，心神不安。

　　宝宝的睡眠远远比成人要多。新生儿除了吃奶或尿布潮湿的时候醒着以外，几乎都在睡眠。婴儿神经系统的发育还不健全，大脑容易疲劳，多睡眠正是婴儿生长发育的需要。宝宝的睡眠时间大体如下（小时）：

初生：20

两个月：16～18

四个月：15～16

九个月：14～15

十二个月：13～14

二岁：12.5

三岁：12

五岁：11.5

七岁以上：9～10

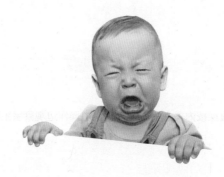

　　因为宝宝小，不会表达，所以只要不舒服就只会用哭闹作为提示，让家长们不知所措。到底如何按摩能让孩子们睡个好觉呢？

取穴与操作方法

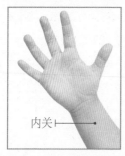

内关

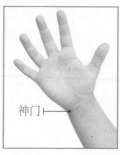

神门

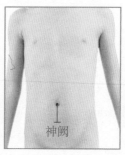

神阙

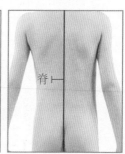

脊

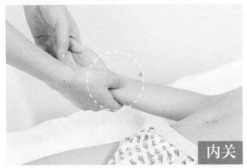

内关

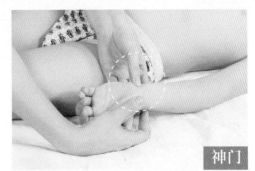

神门

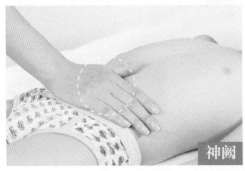

神阙

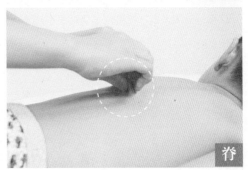

脊

步骤一：揉按内关。

用拇指指腹揉按内关穴 1 ~ 3 分钟，边操作边观察宝宝的情况，调整力度，以宝宝舒适为度，对侧以同样的方法操作。

步骤二：揉按神门。

用拇指指尖掐按神门穴 10 ~ 20 次，力度不宜过重，以防对宝宝造成伤害，不但无法助其安睡，反而加重哭闹，对侧以同样的方法操作。

步骤三：揉神阙。

将手掌搓热，放在神阙穴上，手掌不要紧贴皮肤，在皮肤表面做顺时针回旋性的摩动 100 ~ 200 次，直至手掌的温度降低。这个简单的操作，可以促进宝宝的消化，改善睡眠。

步骤四：捏脊。

用拇指和食指拿捏脊柱两旁的皮肤，自上而下游走，操作 1 ~ 2 分钟。这对于孩子的睡眠、消化和免疫力都非常有帮助。帮宝宝捏脊后，顺便轻抚脊柱 100 次左右，大部分的孩子都会睡着，而且睡得还特别香。

要睡好，还要养成良好的睡眠习惯。孩子要单独睡，不要和母亲合睡，这样空气新鲜，孩子也不致因为母亲离去而睡不着（熟），母子都能休息好。母亲睡得过沉，合睡有时会把孩子压着，单独睡就不会发生这种意外。

宝宝视力下降了

作为家长，如何早期发现孩子的视觉异常呢？对于新生儿，主要是观察他们对光线的反应，如宝宝能否发现感兴趣的物品并且朝向它们。到1岁以后，孩子就可以发现比较细小的物品了，并认出远处的亲人。如果孩子快两岁了还不能识别远处的亲人或者看不见近处细小的物品，那就应该及时到眼科就诊了。一般3岁左右的孩子就可以教会他们配合检查视力了。如果发现孩子"对眼"，看电视距离很近或喜欢歪着头看等，都提示孩子的视力不正常，需要到眼科检查。宝宝视力下降主要有以下几个原因：

1. 幼儿长时间看电视、打游戏机，使眼睛疲劳引起视力下降。而且近来，"网童"每年的增长数值惊人。很多孩子在大人的影响下爱上了上网，长时间对着屏幕，对孩子的眼睛和身体健康极为不利。上网的孩子减少了户外玩耍和运动的时间，大多时间都在用眼，所以，网络对孩子的视力健康是个极大地挑战。

2. 目前社会上部分幼儿园家长，望子成龙、望女成凤心切，提前教育，带着幼儿读书写字，学这样，学那样，户外活动时间相对减少。调查大班幼儿看书写字的姿势80%不正确，眼离书本距离太近，歪、趴、走、躺着看书不乏其人。特别是学前班幼儿放学第一件事就是做作业，此时接近黄昏，光线昏暗，是造成儿童近视的常见原因。

3. 饮食营养不匀衡，也是造成近视的一个重要因素。偏食作为一种不良的习惯，在学前儿童中极为普遍。爱吃甜食，不吃蔬菜，精制食品泛滥，均造成体内铬、钙、维生素不足，眼睛发育不良，是造成近视的一个重要原因。

取穴与操作方法

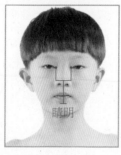
睛明

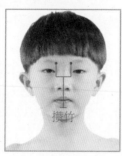
攒竹

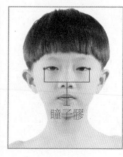
瞳子髎

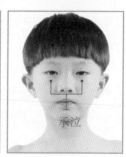
承泣

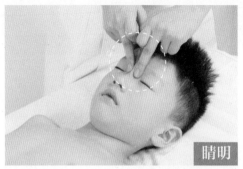

睛明

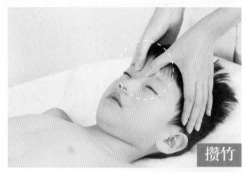

攒竹

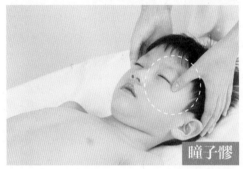

瞳子髎

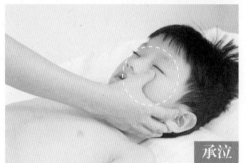

承泣

步骤一：揉按睛明。

用中指指腹揉按睛明穴 1 ~ 2 分钟，注意控制按摩的力度，以孩子感觉舒适为度，如果孩子喜欢也可以适当地延长按摩时间。本操作能够带动深层神经和加速眼部血液循环，保护宝宝视力。

步骤二：按摩攒竹。

用拇指指腹从宝宝的眉头攒竹穴按摩至眉尾，操作 5 ~ 10 次，力度宜轻柔，可以舒缓上眼骨的神经。

步骤三：点按瞳子髎。

用拇指指腹点按瞳子髎穴 10 次，以点按局部有酸胀感为宜，同时也要照顾孩子的舒适度，可以询问宝宝是否喜欢这样的力度。本操作能改善眼部血液循环，击退眼睛干涩、视力模糊等病症，缓解视疲劳。

步骤四：揉按承泣。

用拇指指腹揉按承泣穴 1 ~ 2 分钟，力度适中，以局部有酸胀感为宜。本操作可缓解视疲劳，防治眼疾。

另外，学校里面常做的眼保健操也是一套非常有效的眼部保健按摩。如果家长有心，可以回忆一下手法要领，并坚持给孩子按摩，这非常有助于孩子的眼部健康。

宝宝总是出很多汗

宝宝睡觉时一头汗是很常见的，很多人认为这很正常，而有些妈妈不放心，常带孩子去医院检查，但医生一般也就是让给宝宝补钙。实际上补钙治疗多汗效果不是十分明显，大部分宝宝汗照样流。有的严重宝宝一晚上会湿掉十多条汗巾，有的孩子出汗面积广，则需要换一套睡衣。大人累，也会打扰孩子的休息。到底是哪里出了问题？引起宝宝多汗的原因主要有两方面：生理性多汗和病理性多汗。

①. 生理性多汗

宝宝多汗大多是正常的，医学上称为生理性多汗。如夏季气候炎热而致小儿多汗；婴幼儿刚入睡时，头颈部出汗，熟睡后汗就减少；宝宝游戏、跑跳后出汗多，一般情况很好；冬天宝宝衣服穿得过多，晚上被子盖得太厚，加上室内空调温度过高，使得宝宝过热而出汗多。有的宝宝出汗仅限于头部、额部，俗称"蒸笼头"，亦是生理性出汗，父母不必担心。

②. 病理性多汗

宝宝由于某些疾病引起的出汗过多，表现为安静时或晚上一入睡后就出很多汗，汗多可弄湿枕头、衣服，称之为"病理性出汗"。如婴幼儿活动性佝偻病、小儿活动性结核病、小儿低血糖、吃退热药过量及精神因素，如过度兴奋、恐惧等。有的宝宝有内分泌疾病（如甲状腺功能亢进等），也可引起病理性出汗。如果除了出汗多以外，还有多种其他疾病表现，父母需带宝宝去医院就医，进一步做有关的检查。

除了积极治疗原发病，对于多汗，还可以采用按摩理疗来应对。

取穴与操作方法

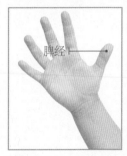

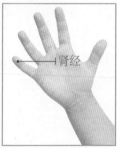

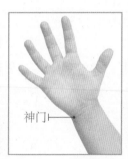

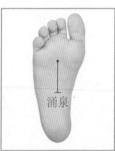

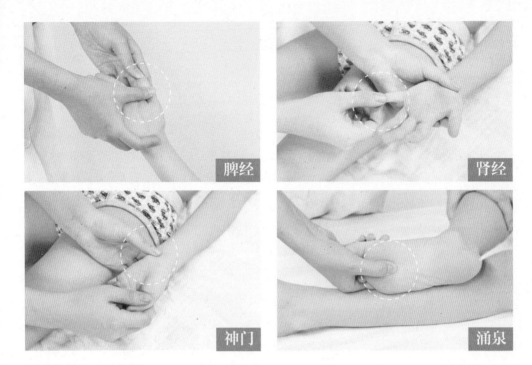

脾经 · 肾经 · 神门 · 涌泉

步骤一：补脾经。

用拇指指腹从拇指指尖桡侧面向指根方向直推，称为补脾经，常规操作 100 次，对侧以同样的方法操作。本操作主要是起到了加强脾的运化功能的作用，通过脾的转运能力的提升，来把孩子代谢的垃圾产物更多的排泄掉，同时使水分更合理的分布。

步骤二：补肾经。

用拇指螺纹面着力，从小儿小指指尖推向指根，称为补肾经，常规操作 200 次，对侧以同样的方法操作。本操作主要是调节肾的气化功能，合理分布人体水液，使孩子阴阳调和，改善阳虚自汗、阴虚盗汗。

步骤三：揉按神门。

用拇指指腹以顺时针的方向揉按神门穴 100 次，对侧以同样的方法操作，能帮助宝宝睡眠，改善睡眠出汗。

步骤四：揉按涌泉。

用拇指指腹揉按涌泉穴 100 次，对侧以同样的方法操作。

这套手法简单有效，对于治疗一般的多汗症状通常 2 ～ 3 天就能见效。如果第一次使用这套手法，要坚持 5 ～ 7 天，如果汗收了基本就可以停了，所以坚持起来也不太累。一般宝宝出汗大多为生理性出汗，尤其是环境温度增高时，家长没有及时给宝宝减少衣服或被褥，导致宝宝出汗多。因此，还应该根据环境温度的变化及时给宝宝增减衣服和被褥。

宝宝常说梦话

　　说梦话也称梦呓，很多人都有这种情况，入睡后常常做梦，并且在睡眠中说话、唱歌或哭笑，有时说梦话是连贯的言语，或成段的述说，个别人说梦话时别人插话他却与人对答，有的说梦话构音并不清晰，或仅是不成文的只言片语。

　　梦呓可出现在睡眠的任何时相。说梦话的部分内容往往与平时思维相仿，多为白天所想的事情，经常梦呓多见于儿童神经症和神经功能不稳定者，梦呓多有素质性倾向。

　　孩子牙牙学语，刚刚会讲话的时候是最可爱的，但是半夜又常常一边说梦话一边哭闹，让家长们无比烦恼。经常说梦话的孩子往往有情绪紧张、焦虑、不安等问题，有时还会影响孩子的睡眠质量。

　　据研究，人睡着后并不表示大脑会完全休息，反而更加活跃。入睡后我们会进入浅睡期（此时会做梦）及深睡期（眼球活动减慢）。浅睡期及深睡期两者成一循环，第一个循环时间较短，第二个循环时间较长，到第三个循环的深睡期，则或会有梦游或说梦话的现象。

　　说梦话不知应否算是一种病态，但据临床经验所得，经常说梦话的人多半心火过旺、肝火过热及精神紧张。表现的身体状况为有口气、喉干舌燥，清热后情况便会好转。

　　说梦话还与脑的成熟、心理机能的发生、发展是有较密切关系的，主要是由于宝宝大脑神经的发育还不健全，有时因为疲劳，或晚上吃得太饱，或听到看到一些恐怖的语言、电影等而引起的。

　　家长在宝宝入睡前可用按摩疗法给宝宝以安抚，辅以轻音乐，可以舒缓宝宝的情绪，使宝宝拥有高质量的睡眠。

取穴与操作方法

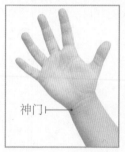

神门

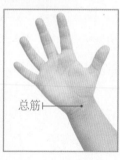

总筋

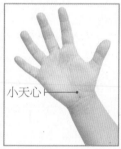

小天心

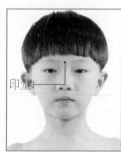

印堂

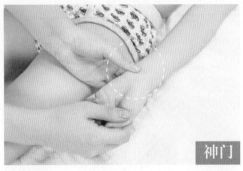

神门

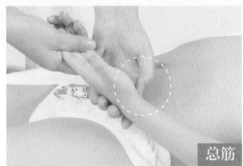

总筋

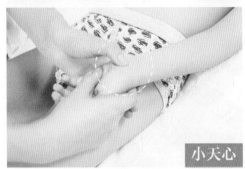

小天心

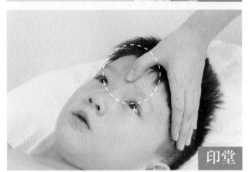

印堂

步骤一：揉按神门。

用拇指指腹揉按神门穴 2 分钟，对侧以同样的方法操作。神门穴在尺侧腕屈肌腱旁，平时揉按这个穴位时，会感到肌腱非常柔软，但做梦时，筋会变得非常紧绷，如果按摩一会儿，肌腱就会放松，宝宝的梦话就会戛然而止。

步骤二：揉总筋。

用拇指指腹揉按总筋穴 60 ~ 100 次，以宝宝舒适为度，对侧以同样的方法操作。

步骤三：掐揉小天心。

用拇指指尖掐揉小天心穴 60 ~ 100 次，力度要适中，不可过大而给宝宝造成伤害，对侧以同样的方法操作。

步骤四：揉按印堂。

用拇指指腹揉按印堂穴，以每秒钟 1 次的频率有节奏地揉按，手法尽量轻柔，操作 30 次。

如果孩子经常说梦话，在孩子入睡前不要让孩子做剧烈活动，不让孩子看打斗和恐怖电视。如果孩子白天玩得太兴奋，可以让孩子在睡觉前做放松练习，使自己平静下来，或者喝一杯热牛奶，有镇静安神的功效。如果有时孩子讲梦话是因为他精神紧张或焦虑。父母应排除引起孩子紧张、焦虑的因素，让其放松。

宝宝频繁尿床

　　宝宝多大了才能不尿床？其实每个宝宝发育的节奏还是有很大差异的。3岁以内的孩子有尿床行为一般都是正常的。尤其现代我们的宝宝很多都是带着纸尿裤长大的一代。所以，这方面发育显然要缓慢一些。以前小孩尿湿了，屁股会凉，会不舒服，会通过哭闹来提示父母，父母不得不给我们换洗被褥和衣服。在一段时间尿床后，冰冷的刺激加上父母的训练，不少宝宝就可以不尿床了。反观现今的宝宝们，睡着了有尿不湿，尿湿了也不难受，也不会哭闹，做父母的省心了，可以睡个安稳觉，可是孩子得到的刺激和训练少了。所以，孩子的大脑对于排尿中枢反射的回路建立得比较慢，以至于有的宝宝到了四五岁还带着纸尿裤睡觉。

　　引起尿床的原因还有很多，虽然有一些疾病可使孩子患遗尿症，但对于大多数尿床的孩子而言，尿床是一种机能性的问题，只要父母注意看护并去除生活中可能造成孩子尿床的因素，孩子尿床是可以纠正的。

　　绝大多数孩子的尿床与精神因素、卫生习惯、环境因素等有关。

1. 精神因素：孩子入睡前玩得太累或兴奋过度；孩子曾受了惊吓甚至是害怕尿床受到责骂等。

2. 不良卫生习惯：父母照顾不周，孩子的内裤太紧、局部尿渍刺激等。

3. 环境因素：突然换新环境，气候变化如寒冷等。

　　此外，孩子入睡前饮水过多，吃了西瓜等含水量多又有利尿作用的水果，父母在孩子夜间有便意时没有及时把尿等都会造成孩子尿床。

　　父母帮助宝宝减少尿床，可以试试按摩疗法。

取穴与操作方法

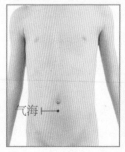 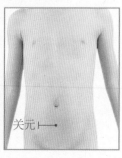 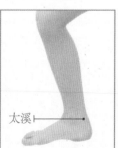 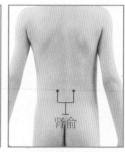

气海　　　关元　　　太溪　　　肾俞

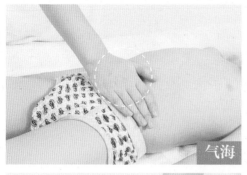

气海

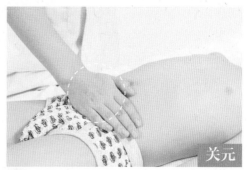

关元

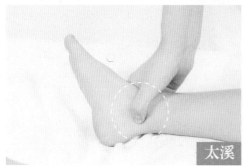

太溪

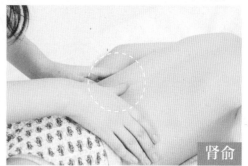

肾俞

步骤一：揉按气海。

搓热掌心，用掌心顺时针揉按气海穴 1～3 分钟，以潮红、发热为度。本操作有培补元气、固肾益精的作用，能增强气的固摄作用，改善尿床。

步骤二：揉按关元。

搓热掌心，用掌心顺时针揉按关元穴 1～3 分钟，以潮红、发热为度。本操作能培补小儿阳气、治疗元气虚损病症，父母帮助孩子刺激本穴，能增强下焦功能，防治尿床。

步骤三：点揉太溪。

用拇指指腹点揉太溪穴 1～2 分钟，对侧以同样的方法操作，能滋阴益肾、壮阳强腰，增强肾脏的功能，利尿通便。

步骤四：推按肾俞。

用拇指指腹推按肾俞穴 1～3 分钟，以皮肤潮红、发热为度。本操作能促进肾脏的血流量，改善肾脏的血液循环，达到强身健体的目的，从而改善尿床现象。

对于孩子尿床，其实家长们也需要保持一颗平常心。尿床可使孩子害羞、焦虑、恐惧及畏缩。如果家长不顾及孩子的自尊心，采用打骂、威胁、惩罚的手段，会使孩子更加委屈和抑郁，加重心理负担，症状不但不会减轻，反会加重。对待尿床孩子，只能在安慰及鼓励的情况下进行治疗，这一点甚为重要。

宝宝出现生长痛

　　生长痛是儿童生长发育时期特有的一种生理现象，是指儿童的膝关节周围或小腿前侧疼痛，这些部位没有任何外伤史，活动也正常，局部组织无红肿、压痛。必须要说明的是，生长痛是"排除性诊断"，即在检查之后，孩子患有其他疾病的可能性被排除了，即可以被认为是"生长痛"，常发生于 5～7 岁处于第一增高期的儿童。那么，孩子生长痛该怎么办呢？不妨试试按摩。

取穴与操作方法

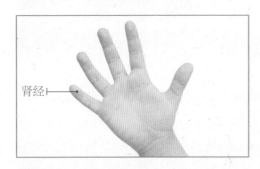

肾经

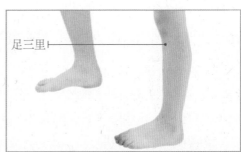

足三里

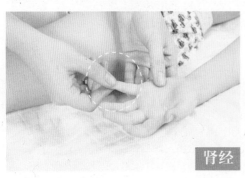

肾经

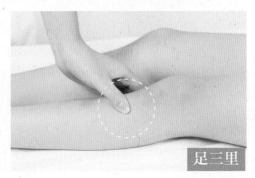

足三里

步骤一：补肾经。
用拇指螺纹面着力，从小儿小指指尖推向指根，称为补肾经，操作 100 次。

步骤二：揉按足三里。
用拇指指腹揉按足三里穴 2～3 分钟，对侧以同样的方法操作。都说"长按足三里，胜吃老母鸡"，孩子成长发育需要此穴来补。

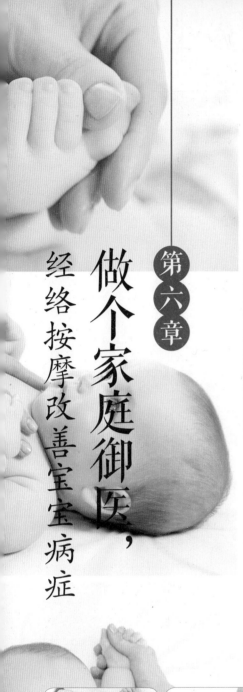

第六章 做个家庭御医，经络按摩改善宝宝病症

中医治病首先着眼于症，而不是病的异同，这是因为同一疾病的症候不同，治疗方法就不同；而不同疾病，只要症候相同，便可以用同一方法治疗。又由于宝宝在患病之后，病情变化迅速，如患风寒外袭的寒证，可郁而化热，出现高热、抽搐等热证。因此，"辨证论治"就显得尤为重要。

父母是孩子生活中最好的御医，把健康亲手送给孩子是父母最大的福气。当孩子有小病痛的时候，父母应先分清疾病的证型，然后再给宝宝经络按摩。

发热

发热是我们再熟悉不过的宝宝常见病之一。很多因素都会引起发热，例如病毒感冒、幼儿急疹、麻疹、积食、秋季腹泻等。有时候就连长牙也会引起发热。孩子一发热，家长就如临大敌，想赶紧帮宝宝降温。

宝宝病了吗？

只要小儿体温超过正常的体温37.3℃即为发热。临床一般伴有面赤唇红、烦躁不安、大便干燥。小儿正常体温是36～37.3℃，低度发热体温介于37.3～38℃，中度发热体温为38.1～39℃，高度发热体温为39.1～40℃，超高热则为41℃。

穴位处方签: 推三关100次、清天河水50次、揉外劳宫30次、掐揉二扇门100次。

穴位定位

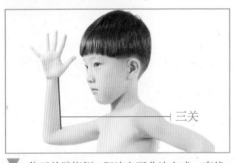

▼ 位于前臂桡侧，阳池穴至曲池穴成一直线。

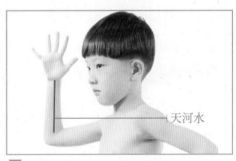

▼ 位于前臂正中，自腕至肘成一直线。

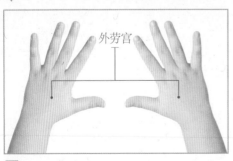

▼ 位于手背侧，第二、三掌骨之间，掌指关节后0.5寸。

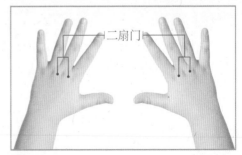

▼ 位于手背，当第三掌指关节近端两侧凹陷处。

按摩操作

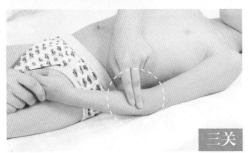

三关

▼ 常规操作：用食指、中指指腹自腕部推向肘部，称为推三关，操作100次。

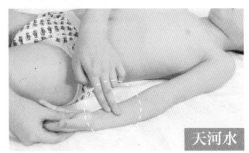

天河水

▼ 常规操作：食指和中指并拢，用指腹自下而上推摩天河水50次，以皮肤发红、发热为度。

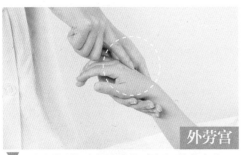

外劳宫

▼ 常规操作：用食指指腹轻揉外劳宫穴30次，以局部皮肤潮红为度。

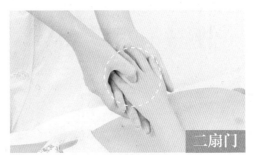

二扇门

▼ 常规操作：用拇指指尖掐揉二扇门100次，以有酸痛感为度。

养护建议

1. **在治疗小儿发热时，** 必须详细检查，找出发热的原因，明确诊断。

2. **环境要清洁、安静，** 温度在18～20度，每天至少通风一次或将患儿转移到其他房间，以减少病菌在空气中的浓度。尽量减少亲友探视，防止交叉感染，同时也有利于患儿的休息。高热并出现抽搐、胡言乱语等症状，要及时去医院诊治，采取静脉补液等治疗。

3. **宝宝在发热期间，要注重体温观察，** 每4小时测体温一次，高温患儿每1～2小时测一次。用退热药后如果出现大汗淋漓、面色苍白、软弱无力等虚脱现象，应及时喂糖水，其病期饮食要富有营养，易于消化。

4. **平时要鼓励宝宝积极进行体育锻炼，** 增强体质。

感冒

人生一世，患病次数最多的恐怕就是感冒了，孩子的抵抗力弱，当然更容易感冒。父母们对待孩子感冒，除了给孩子吃各种感冒药以外，就是去医院打点滴。不久，症状被暂时压下去了，但病毒的根子却潜伏在体内了，病毒会不定时地"报复"孩子，反复发作。

宝宝病了吗？

风寒感冒型： 怕冷，发热，无汗，四肢关节酸痛，流鼻涕，咳痰清稀。

风热感冒型： 发热重，怕风或怕冷，嗓子疼，口干，有汗，流黄涕，咳嗽痰黄。

穴位处方签： 开天门 50 ~ 100 次、推坎宫 50 ~ 100 次、运太阳穴 50 ~ 100 次、揉耳后高骨 50 ~ 100 次。

穴位定位

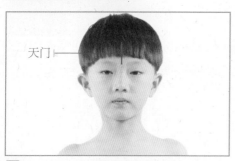

▼ 天门具有解表发汗、开窍醒神的作用。

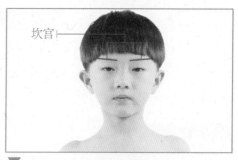

▼ 坎宫具有疏风解表、醒脑明目的作用。

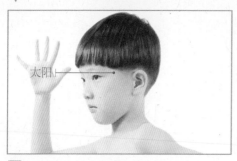

▼ 太阳具有宁神醒脑、祛风止痛的作用，可疏散引起感冒的风邪。

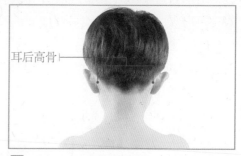

▼ 耳后高骨具有疏风解表、安神止痛的作用，对感冒引起的头痛有奇效。

按摩操作

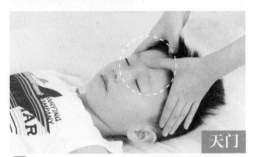

天门

▼ **常规操作：**用拇指指腹从眉心推至前发际，操作 50 ~ 100 次。

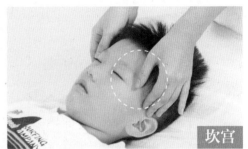

坎宫

▼ **常规操作：**用拇指指腹自眉心向眉梢分向推动，操作 50 ~ 100 次。

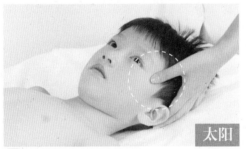

太阳

▼ **常规操作：**用拇指指腹以顺时针的方向揉按太阳穴 50 ~ 100 次，以局部皮肤潮红为度。

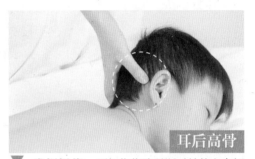

耳后高骨

▼ **常规操作：**用拇指指腹以顺时针的方向揉按耳后高骨 50 ~ 100 次，以局部有酸胀感为度。

辨证加穴

三关

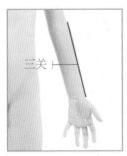

天河水

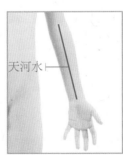

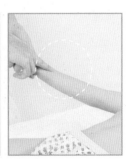

▼ 加穴 1：风寒感冒型 + 推三关 100 次

▼ 加穴 2：风热感冒型 + 清天河水 100 次

养护建议

① 每次按摩后宜覆被保温，避免再感风寒。

② 抗生素不应滥用。如细菌感染可能性较大，并有并发症，如中耳炎、淋巴结炎、鼻窦炎、气管炎、肺炎时，可适当选用抗生素。

③ 孩子感冒期间，要卧床休息。家长要给孩子吃清淡易消化的半流食，如稀小米粥，并注意让孩子多喝水，多吃青菜、水果。

辅助偏方

风寒感冒型：姜糖饮

原料：生姜 10 克，红糖 15 克

做法：

将生姜洗净，切丝，放入水杯中，用沸水冲泡，盖上盖，浸泡 5 分钟，再调入 15 克红糖，趁热顿服，服后盖被取汗。

风热感冒型：三根汤

原料：大白菜根 3 个，大葱根 7 个，芦根 15 克

做法：

将大白菜根、大葱根、芦根洗净，放入锅中，加水一同煮沸，待有效成分充分析出即可去渣饮用。

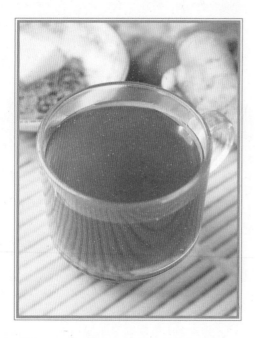

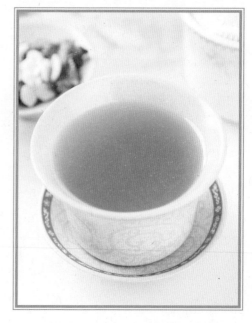

咳嗽

呼吸道急、慢性感染所致的小儿咳嗽在儿科临床中最为多见，这是因为宝宝呼吸道的血管非常丰富，气管、支气管黏膜较嫩，从而较易发生炎症。咳嗽一年四季都可发生，但以冬春季节最为多见。

宝宝病了吗？

外感风寒型： 咳痰清稀，鼻塞，流清涕，头身疼痛，恶寒不发热或有微热，无汗，口不渴。

外感风热型： 痰色黄稠，咳痰不畅，发热恶风，出汗，鼻流浊涕，咽喉干痛或痒，口渴，小便黄赤。

穴位处方签： 清肺经100次、揉按中府穴1～2分钟、揉按膻中穴1～2分钟、揉按风池穴1～2分钟。

穴位定位

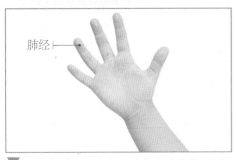

▼ 肺经具有宣肺理气、清热止咳的作用。

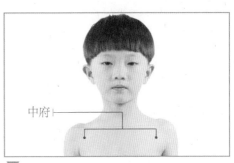

▼ 中府具有止咳平喘、疏调肺气的作用。

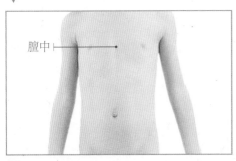

▼ 膻中具有理气宽胸、清肺化痰的作用，为治疗胸闷气急的要穴。

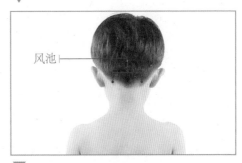

▼ 风池具有发汗解表、祛风散寒的作用，可治疗风寒咳嗽。

按摩操作

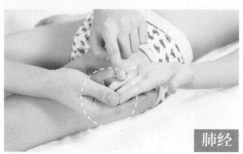

肺经

▼ **常规操作**：用食指指腹从无名指指根往指尖处直推，称为清肺经，操作100次。

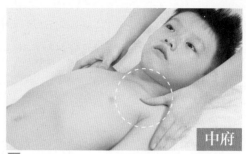

中府

▼ **常规操作**：用拇指指腹揉按中府穴1～2分钟，力度适中，以潮红为度。

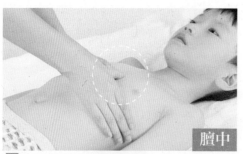

膻中

▼ **常规操作**：用拇指指腹揉按膻中穴1～2分钟，力度轻柔，以潮红为度。

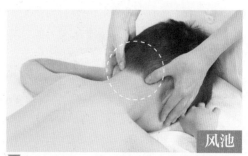

风池

▼ **常规操作**：用拇指指腹揉按风池穴1～2分钟，力度适中，以有酸胀感为度。

辨证加穴

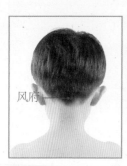

风府

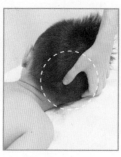

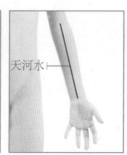

天河水

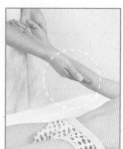

▼ **加穴1**：外感风寒型＋揉按风府穴2分钟

▼ **加穴2**：外感风热型＋清天河水100次

养护建议

1. 在按摩治疗的同时，应认真查找引起咳嗽的原因，以便综合治疗。

2. 在气候变化季节，尤其应注意胸腹部保暖，防止受凉；宝宝在咳嗽发作期间应适当注意休息，吃易于消化的食物。

3. 室外体育运动可以促进肺功能的发育，增加肺活量，增强呼吸道的防御能力。因此，应该鼓励孩子多去户外环境中活动，呼吸新鲜空气，提高他们的御寒能力。

辅助偏方

外感风寒型：盐蒸橙子

原料：新鲜橙子1个，食盐1/3匙
做法：
将橙子洗净在盐水中浸泡片刻，割去橙顶，撒少许盐于橙肉，用筷子戳几下，便于盐分渗入，用牙签插住橙子固定好，装入碗中上锅蒸，水开后再蒸10分钟，取出后去皮，食果肉饮汁。

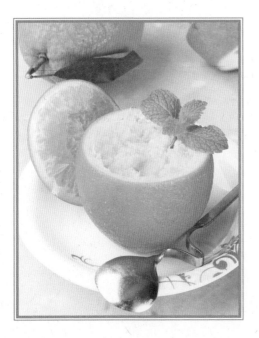

外感风热型：鲜梨贝母

原料：鲜梨2个，贝母末6克，白糖30克
做法：
将梨洗净，挖去梨核，保留梨子的外形不变，然后把贝母末及白糖填入挖去梨核的部位，将梨放在碗内蒸熟。每天蒸2个梨，早晚各吃1个，分2次吃完。

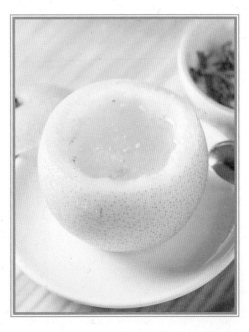

扁桃体炎

　　扁桃体是咽部的"大门"，它能吞噬及消灭病原微生物，对进入呼吸道的空气有过滤作用，对人体十分重要。因为扁桃体化脓易引起肾炎，所以西医对经常有扁桃体发炎的患者，采取手术把扁桃体切除，事实上，如果没有扁桃体这扇大门，细菌就会肆无忌惮地进入体内。

宝宝病了吗？

风热外侵型：发热恶寒，咽痛难咽，鼻塞，身体疲倦，头身疼痛，咳嗽有痰。

阴虚火旺型：经常低热，下午加重，咽部发干，伴随轻微咽痛，干咳无痰，吞咽有异物感，精神较差。

穴位处方签：清肺经 100 次、清天河水 100 次、点揉天突穴 3 分钟、揉按合谷穴 3 分钟。

穴位定位

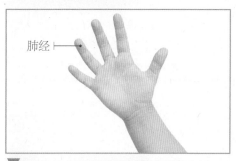

肺经

肺经具有宣肺理气、清热止咳的作用。

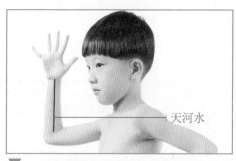

天河水

天河水具有清热解表、泻火除烦的作用。

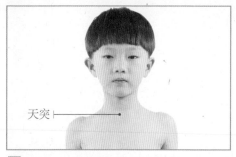

天突

天突具有理气化痰、清咽开音的作用，可维护宝宝呼吸道健康。

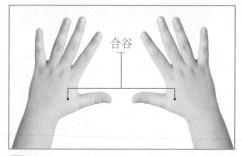

合谷

合谷具有镇静止痛、通经活经、清热解表的作用。

按摩操作

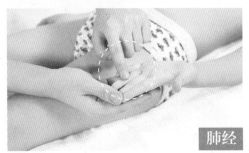

肺经

▼ **常规操作：** 用食指指腹从无名指指根往指尖处直推，称为清肺经，操作 100 次。

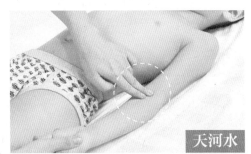

天河水

▼ **常规操作：** 用食指、中指指腹自腕推向肘，称为清天河水，操作 100 次。

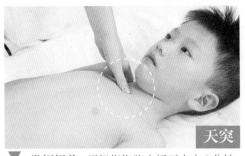

天突

▼ **常规操作：** 用拇指指腹点揉天突穴 3 分钟，力度轻柔，以局部皮肤发红为度。

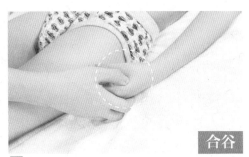

合谷

▼ **常规操作：** 用拇指指腹揉按合谷穴 3 分钟，力度适中，以局部有酸胀感为度。

辨证加穴

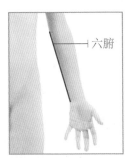

六腑

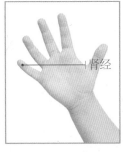

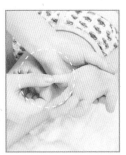

肾经

▼ **加穴 1：** 风热外侵型 + 退六腑 100 次

▼ **加穴 2：** 阴虚火旺型 + 补肾经 200 次

养护建议

1. 保持居室内空气新鲜，污浊的空气对呼吸道黏膜会造成不良刺激，可使呼吸道黏膜充血、水肿、分泌异常；让宝宝多休息，多喝水；如果宝宝高热，应让其服用退热药物，以防惊厥。

2. 可配合锡类散等外用药喷咽，每天 2 ~ 3 次；在当地流行呼吸道传染病时，应尽量不带小孩外出，这样可避免通过空气和接触被传染发病。

3. 注意宝宝的口腔卫生，不要让其吃辛辣的食物。同时，让其积极锻炼身体，增强体质。

辅助偏方

风热外侵型：杭菊冰糖茶

原料：杭菊花 30 克，白糖适量

做法：

取干净的茶杯，放入杭菊花，加入适量白糖，倒入沸水冲泡 2 ~ 3 分钟，可看到茶水渐渐变成微黄色。注意不要一次喝完，留下 1/3 杯的茶水，再加上新水冲泡，直至茶味变淡为止。

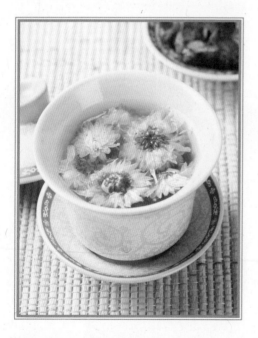

阴虚火旺型：银耳润肺汤

原料：银耳 50 克，玉竹、莲子、百合各 25 克，冰糖适量

做法：

将银耳、玉竹、莲子、百合洗净，入锅加水浸泡 30 分钟，然后炖半小时，再用小火继续炖煮 20 分钟，酌加冰糖调味。

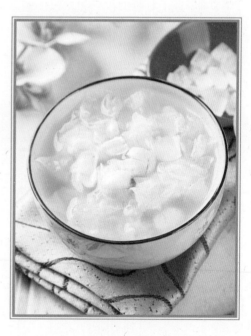

咽炎

得过咽炎的大人都知道这难受的滋味,好像有东西卡住但又咳不出来。宝宝得了咽炎同样如此,只是有时候由于年纪小,表达不出来。如果家长发现孩子最近老哭闹,哭的声音嘶哑,早上起来较严重,张开小嘴一看,发现咽部充血红肿,那么孩子肯定是得了咽炎。

宝宝病了吗?

风热侵袭型:咽干、嗓子疼,咽部灼热,伴有发热,稍微怕风或怕冷,偶尔有咳嗽,痰黏难咳。

肺肾阴虚型:咽部灼热、干燥、发痒、微痛等,咳嗽,咳痰量少,气短乏力,严重者还会耳鸣。

穴位处方签:揉按天突穴1~2分钟、点按风府穴1分钟、揉按曲池穴3分钟、揉按合谷穴1~3分钟。

穴位定位

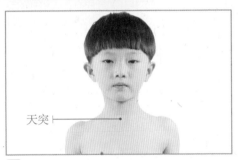

▼ 天突具有理气化痰、清咽开音的作用。

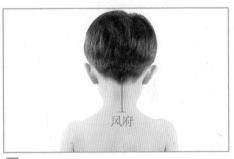

▼ 风府具有散风熄风、通关开窍的作用。

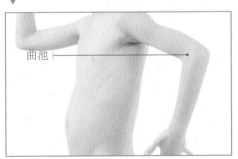

▼ 曲池具有清邪热、调气血的作用,是扑灭火气的好穴位。

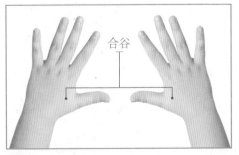

▼ 合谷具有镇静止痛、通经活经、清热解表的作用。

按摩操作

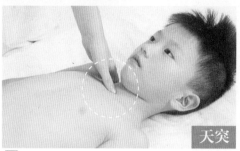

天突

▼ **常规操作：**用拇指指腹轻轻揉按天突穴
1～2分钟，以患儿舒适为度。

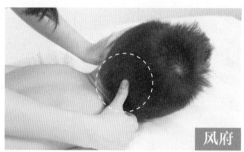

风府

▼ **常规操作：**用拇指指腹点按风府穴1分钟，
力度由轻至重，以有酸胀感为度。

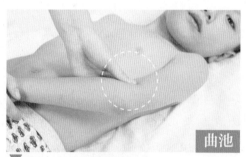

曲池

▼ **常规操作：**用拇指指腹揉按曲池穴3分钟，
力度适中，以局部有酸胀感为度。

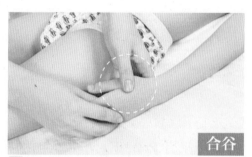

合谷

▼ **常规操作：**用拇指指腹以顺时针方向揉按
合谷穴1～3分钟，力度由轻至重，以酸胀为度。

辨证加穴

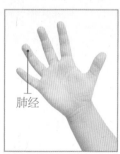

肺经

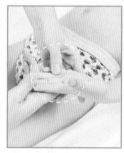

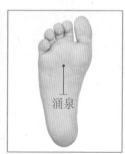

涌泉

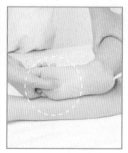

▼ **加穴1：**风热侵袭型＋清肺经200次　　▼ **加穴2：**肺肾阴虚型＋揉按涌泉穴2分钟

养护建议

①. 父母平时注意保持孩子的口腔卫生，培养孩子良好的生活习惯，晨起、食后和临睡前要刷牙漱口，或者用盐水漱口，睡前不要吃糖果、糕点和甜饮料。

②. 避免粉尘、烟雾及有害气体的刺激，锻炼身体，增强抵抗力，防止伤风感冒。

③. 病期的宝宝饮食宜以清淡为主，忌食辛辣、刺激之物，适当多吃梨、萝卜、话梅等，以增强利咽作用。

辅助偏方

风热侵袭型：蜂蜜金银花露

原料：金银花 30 克，蜂蜜 30 克

做法：

将金银花洗净，放入锅中静置 10 分钟，然后置旺火上煎煮至析出有效成分，放凉后去渣，倒入杯中，服用前加入蜂蜜，调匀后饮用。每日 2 ～ 3 剂。

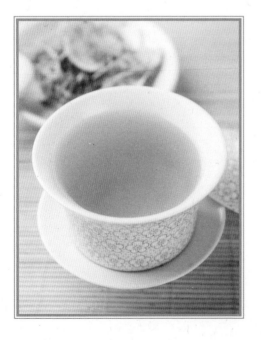

肺肾阴虚型：雪梨炖冰糖

原料：雪梨 1 个，冰糖适量

做法：

将雪梨洗净，去蒂去核，切成小块，然后把切好的雪梨放入碗中，加入冰糖，放入蒸锅中，置旺火上蒸 30 分钟，然后取出，待温度适宜即可食用。1 日 1 剂。

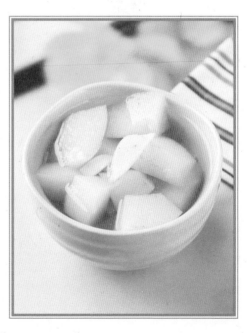

哮喘

哮喘一年四季都可能发病，寒冷季节气候急剧变化时发病更多，常有过敏史，由各种不同的过敏原引起。有的孩子一出生就得了先天性哮喘，落地就整日哮喘不止，这种先天性哮喘的孩子，年龄越小，治愈的机会越大。

宝宝病了吗？

风寒袭肺型：喉中有哮鸣声，咳痰稀白，怕寒无汗，面色苍白，喜欢喝热饮，小便颜色清。

肺肾两虚型：哮喘反复发作，咳痰无力，声低气短，一活动就更厉害，口唇发紫。

穴位处方签：推按大椎穴1分钟、揉按肺俞穴1～2分钟、揉按中府穴1～2分钟、点按膻中穴2～3分钟。

穴位定位

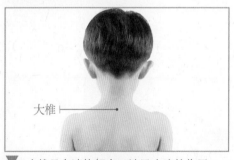

▼ 大椎具有清热解表、祛风止咳的作用。

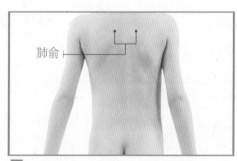

▼ 肺俞具有解表宣肺、清热理气的作用。

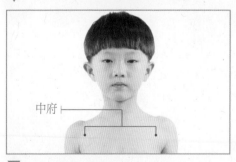

▼ 中府具有止咳平喘、疏调肺气的作用，能缓解宝宝哮喘引起的气急。

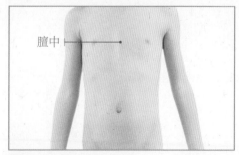

▼ 膻中具有理气宽胸、清肺化痰的作用，是治疗胸闷气急的要穴。

按摩操作

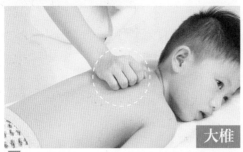

大椎

▼ **常规操作：**用手掌大鱼际推按大椎穴 1 分钟，来回迅速搓热。

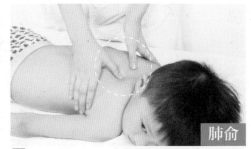

肺俞

▼ **常规操作：**用拇指指腹揉按肺俞穴 1 ~ 2 分钟，力度适中，以酸胀为度。

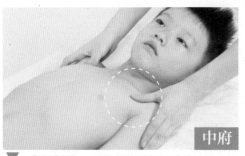

中府

▼ **常规操作：**用拇指指腹揉按中府穴 1 ~ 2 分钟，力度适中，以潮红为度。

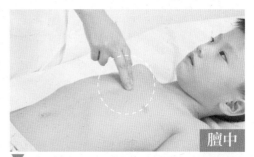

膻中

▼ **常规操作：**用食指、中指指腹点按膻中穴 2 ~ 3 分钟，力度稍轻，以潮红为度。

辨证加穴

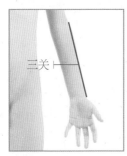

三关

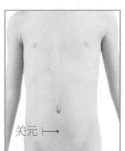

关元

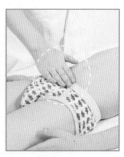

▼ **加穴 1：**风寒袭肺型＋推三关 200 次

▼ **加穴 2：**肺肾两虚型＋揉按关元穴 1 分钟

养护建议

①. 平时注意给宝宝保暖，防止患上哮喘，并增强身体抵抗力。

②. 避免引起哮喘的食物，如亚硫酸盐类（通常为食物和药品的防腐剂）。哮喘发作时，应避免鱼腥等发物，以清淡饮食为主。缓解期应根据患儿体质情况，进行饮食进补。

③. 及早发现发作先兆，如微烦不安、喉痒、胸闷、干咳等，按医嘱立即使用解痉镇静剂。

辅助偏方

风寒袭肺型：大葱红糖水

原料：大葱20克，红糖10克

做法：

洗净的大葱捣碎。锅中注入适量清水，用武火烧开，放入捣碎的大葱略煮2分钟然后倒出，用纱布过滤去大葱渣，加入红糖调和。早晚1次，每次100毫升。

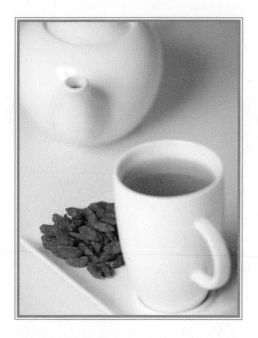

肺肾两虚型：五味子鸡蛋

原料：五味子250克，红皮鸡蛋10个

做法：

将五味子洗净，浸泡30分钟。鸡蛋煮熟后把蛋壳打碎出现小裂纹，然后在锅中加适量冷水，加入五味子和煮熟的鸡蛋，大火煮开后转小火煮30分钟。每日早晨吃1个鸡蛋。

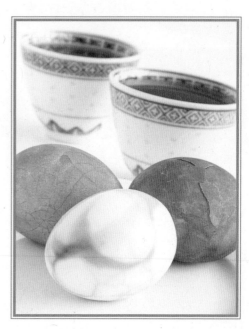

流鼻血

　　宝宝流鼻血要注意寻找出血的原因，一方面可能由于宝宝鼻腔容易发炎，如果治疗不及时可能会转为慢性鼻炎，发炎的鼻黏膜更加脆弱、充血，非常容易出血，经常出血还会引起鼻中隔糜烂；另一方面这可能是全身性疾病的表现，主要是血液系统的疾病。

宝宝病了吗?

风热犯肺型: 鼻出血或涕中带血，口干咽痛，咳嗽少痰，发热恶风，头身疼痛。

气血不足型: 鼻孔出血，血色淡红，伴神疲乏力，头昏目眩，腰酸腿软，食欲较差。

穴位处方签: 点按人中穴 1 ~ 3 分钟、推擦迎香穴 1 ~ 2 分钟、揉按合谷穴 1 ~ 2 分钟、揉按大敦穴 1 ~ 3 分钟。

穴位定位

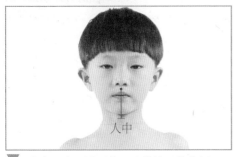

▼ 人中具有醒神开窍、清热熄风的作用。

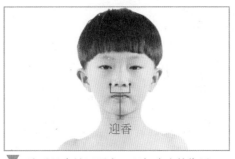

▼ 迎香具有祛风通窍、理气止痛的作用。

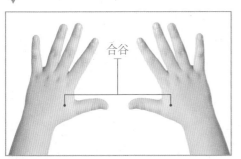

▼ 合谷具有镇静止痛、通经活经、清热解表的作用。

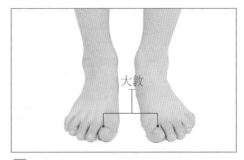

▼ 大敦具有熄风开窍、安神定痫、理血止血的作用。

按摩操作

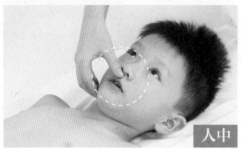

人中

▼ **常规操作：** 用拇指指尖点按人中穴 1～3 分钟，以稍有痛感为度。

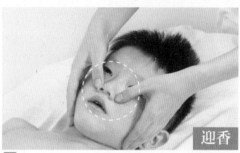

迎香

▼ **常规操作：** 用拇指指腹从上向下推擦迎香穴 1～2 分钟，以局部产生热感为止。

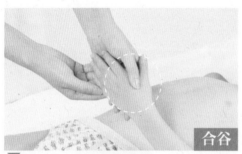

合谷

▼ **常规操作：** 用拇指指腹揉按合谷穴 1～2 分钟，以有酸胀感为度。

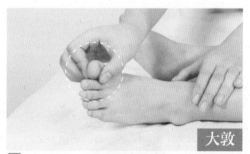

大敦

▼ **常规操作：** 用拇指指腹揉按大敦穴 1～3 分钟，力度由轻到重，以有酸胀感为度。

辨证加穴

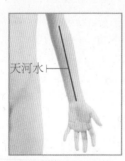

天河水

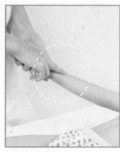

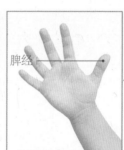

脾经

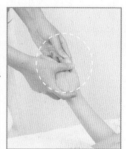

▼ **加穴 1：** 风热犯肺型＋清天河水 300 次

▼ **加穴 2：** 气血不足型＋补脾经 300 次

养护建议

1. 北方的气候干燥，特别是冬春季风多的天气，小儿娇嫩的黏膜很容易破裂出血。经常鼻出血的宝宝，应及早治疗，还可以在干燥的季节用涂油的办法预防鼻出血，即经常用石蜡油、甘油棉棒涂鼻腔，尤其是鼻中隔部位。

2. 不要挖鼻，避免鼻黏膜损伤。

3. 如果出血量多，自行止血无效，应及时到医院就诊。

辅助偏方

风热犯肺型: 菊花栀子饮

原料：菊花、栀子、枸杞各10克，薄荷3克，蜂蜜适量

做法：

将菊花、栀子、薄荷、枸杞用清水冲洗一遍，再用沸水冲泡，取汁去渣，最后加蜂蜜调匀。代茶频饮，每日1剂，连用3～5日。

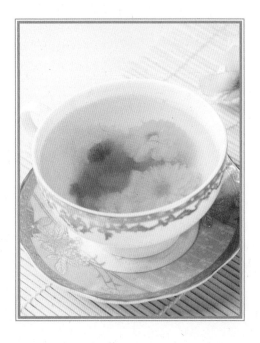

气血不足型: 黄芪百合饮

原料：生黄芪、百合各20克，红枣20个，红糖适量

做法：

将红枣、黄芪、百合洗净，一起入锅，加适量清水煎煮，最后加入红糖调味。每天分2次服用，喝汤吃百合、红枣。

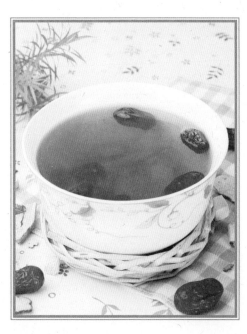

过敏性鼻炎

过敏性鼻炎的食物类过敏原，常见的有鱼、虾、牛奶等。其他还有尘埃、花粉、毛类、寒冷等。本病可有家族史与季节性。临床表现为鼻痒，常常接连性喷嚏几个至十几个，突然鼻塞，溢清水样涕。检查时可见鼻黏膜水肿，色淡白或灰白色，或呈紫灰色。

宝宝病了吗？

肺脾气虚型：鼻塞鼻胀较重，嗅觉迟钝，平时头重头昏，四肢无力，食欲不振，大便溏薄。

肾气亏虚型：鼻痒，鼻塞不通，喷嚏连作，清涕多，早晚加重，伴有神疲乏力，畏寒肢冷，头晕耳鸣，腰膝酸软等症。

穴位处方签：开天门 30 ~ 50 次、推坎宫 50 次、揉按印堂穴 1 分钟、点按迎香穴 30 次。

穴位定位

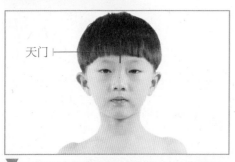

▼ 天门具有解表发汗、开窍醒神的作用。

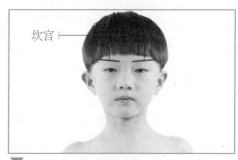

▼ 坎宫具有疏风解表、清热止痛的作用。

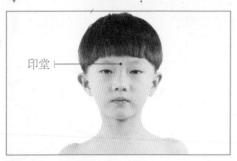

▼ 印堂具有清头明目、通鼻开窍的作用，能刺激嗅觉细胞，使嗅觉灵敏。

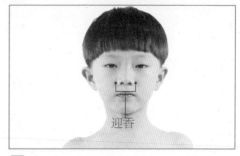

▼ 迎香具有祛风通窍、理气止痛的作用，是治疗各种鼻子疾患的要穴。

按摩操作

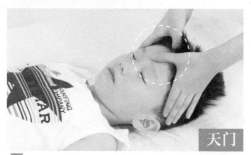

天门

▼ **常规操作：** 用拇指指腹从眉心推至前发际，操作 30 ~ 50 次，以额头皮肤微微发红为度。

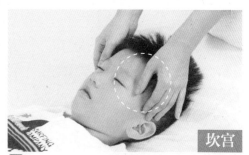

坎宫

▼ **常规操作：** 用拇指指腹从眉心推至眉梢，推摩坎宫 50 次，以发红为度。

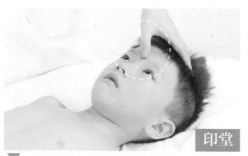

印堂

▼ **常规操作：** 用拇指指腹揉按印堂穴 1 分钟，力度适中，以潮红为度。

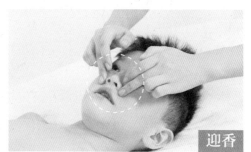

迎香

▼ **常规操作：** 将食指紧并于中指，用指腹点按迎香穴 30 次，以潮红为度。

辨证加穴

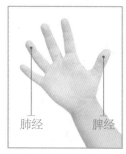

肺经　脾经

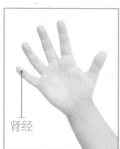

肾经

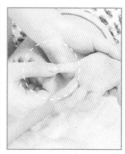

▼ **加穴 1：** 肺脾气虚型 + 补肺经、脾经各 300 次

▼ **加穴 2：** 肾气亏虚型 + 补肾经 300 次

养护建议

1. 有鼻炎病史的孩子通常一感冒就犯鼻炎，所以要想控制鼻炎，预防感冒是关键，还要避免吸入刺激性的气体、粉尘、烟雾等。

2. 饮食宜清淡化，少食辛辣厚味的食物。

3. 易反复发作的宝宝应及时就医治疗，积极治疗鼻咽部疾病，注意防寒保暖，冬天出门要包裹好，或戴口罩。

辅助偏方

肺脾气虚型：黄精茅根茶

原料：黄精 50 克，白茅根 30 克
做法：
将黄精、白茅根一同研成细末，每次取 5～7 克，放入杯中，用开水冲泡，静置 5 分钟，至药材析出有效成分，代茶饮用，每日 2 次，有益于鼻炎的治疗。

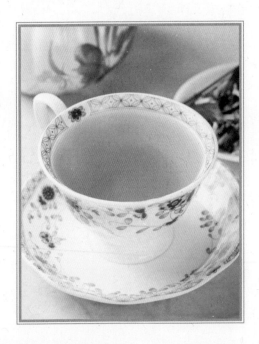

肾气亏虚型：芝麻蜂蜜粥

原料：黑芝麻 50 克，粳米 200 克，蜂蜜 50 克
做法：
先将黑芝麻炒熟，研成细末；用慢火熬粳米，待米开花后，加入芝麻末和蜂蜜，熬至粥成，早晚食用。

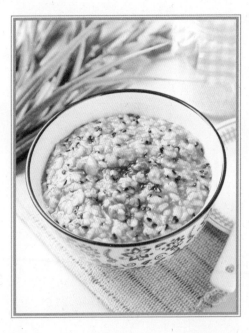

口疮

作息不规律或者吃煎炸油腻的食物过多，很容易长口疮，吃东西碰到就很疼。长口疮是很心烦的事情，孩子长口疮就更易烦躁不安。孩子患感冒时，口腔不清洁，口黏膜干燥，也可引起口疮，营养不良的孩子口疮发病率较高。

宝宝病了吗?

心脾积热型: 以口颊、舌上、口角溃疡为主，甚则满口糜烂，或为疱疹转为溃疡，周围鲜红疼痛拒食，烦躁不安，口臭，涎多，小便短黄，大便秘结，或伴发热，咽红。

虚火上炎型: 口舌溃疡或糜烂，稀散色淡，不甚疼痛，反复发作或迁延难愈，神疲颧红，口干不渴。

穴位处方签: 补肾经200次、清天河水200次、退六腑100次、揉按合谷穴2～3分钟。

穴位定位

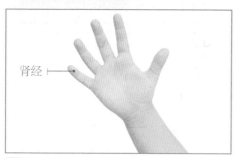

肾经

▼ 肾经具有补肾益脑、滋阴降火的作用。

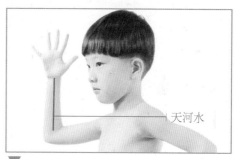

天河水

▼ 天河水具有清热解表、泻火除烦的作用。

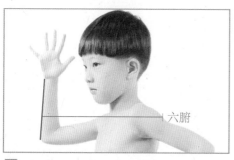

六腑

▼ 六腑具有清热解毒、消肿止痛的作用，能清除内热，改善上火引起的口疮。

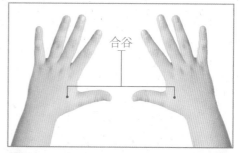

合谷

▼ 合谷具有镇静止痛、通经活经、清热解表的作用。

按摩操作

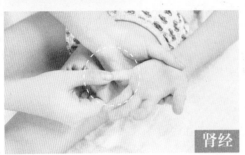

肾经

▼ **常规操作：**用拇指螺纹面着力，从小儿小指指尖推向指根，称为补肾经，操作200次。

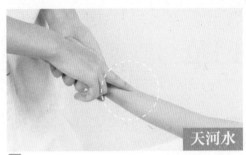

天河水

▼ **常规操作：**用食指、中指指面自腕推向肘，称为清天河水，操作200次。

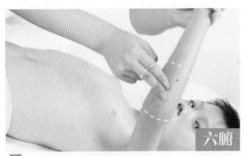

六腑

▼ **常规操作：**用食指、中指指腹沿着患儿前臂尺侧，从肘推向腕，称退六腑，操作100次。

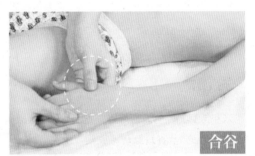

合谷

▼ **常规操作：**用拇指指尖揉按合谷穴2~3分钟，以有酸痛感为度。

辨证加穴

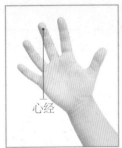

心经

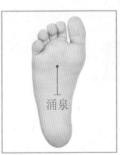

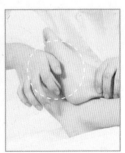

涌泉

▼ **加穴1：**心脾积热型＋清心经300次

▼ **加穴2：**虚火上炎型＋推擦涌泉穴100次

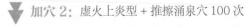

养护建议

1. 如果宝宝经常长口疮，即使口疮暂时好了，家长也要按照治疗口疮的按摩手法坚持做 1 个月，巩固疗效。

2. 饮食宜清淡，不要给孩子吃过热、过硬及刺激性的食物，注意给孩子饮水，这样有利于将病菌排出体外。

3. 保持口腔的清洁，流口水者可戴围嘴或在胸前垫一小毛巾，浸湿后及时更换。

辅助偏方

心脾积热型：绿豆粥

原料： 绿豆 100 克，小米 50 克，白糖适量

做法：

锅中注入约 450 毫升清水烧热，放入洗好的小米和绿豆，拌匀。盖好盖，煮沸后用小火续煮 50 分钟，至食材熟软、熟透。揭盖，撒上白糖，拌煮至白糖溶化。1 日 1 剂。

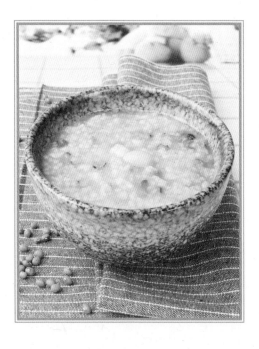

虚火上炎型：乌梅甘草饮

原料： 乌梅肉、生甘草、沙参、麦冬、桔梗、玄参各 10 克，蜂蜜适量

做法：

将乌梅肉、生甘草、沙参、麦冬、桔梗、玄参洗净，放入炖盅内，加水，用小火蒸煮 5 分钟，取汁倒入杯中，加入蜂蜜，拌匀即可。1 日 1 剂。

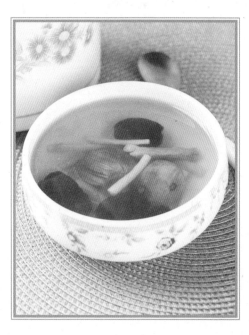

牙痛

宝宝牙痛以龋齿、牙龈炎多见。其主要症状有：牙痛因咀嚼加重，或因遇冷热酸甜刺激加重。中医学认为牙痛主要分两种：胃火循经上蒸所致的实证；肾阴不足，虚火上炎所致的虚证。

宝宝病了吗？

胃火牙痛型：牙龈疼痛，牵引头脑，或牙龈发红肿胀，肿连唇舌腮颊，口渴，口气热臭，大便秘结，尿黄。

虚火牙痛型：牙齿微痛，午后加重，牙龈微红肿，久则龈肉萎缩，咽干咽痛，腰腿酸痛。

穴位处方签：点按颊车穴1～2分钟、揉按合谷穴1～3分钟、点按太溪穴3～5分钟、揉按内庭穴3～5分钟。

穴位定位

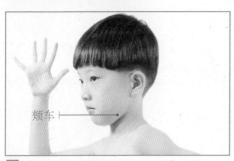

▼ 颊车具有祛风清热、开关通络的作用。

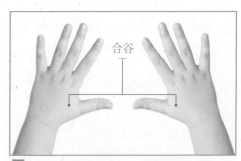

▼ 合谷具有镇静止痛、清热活络的作用。

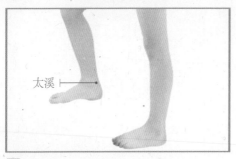

▼ 太溪具有滋阴益肾、壮阳强腰的作用，能防治虚火引起的牙痛。

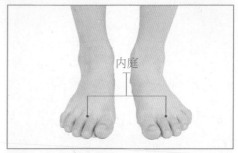

▼ 内庭具有和胃降逆、清热宁神，能泻除胃火治牙痛。

按摩操作

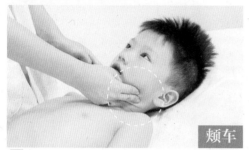

频车

▼ **常规操作：** 用食指、中指指腹点按频车穴1～2分钟，以皮肤潮红为度。

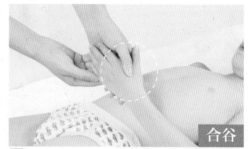

合谷

▼ **常规操作：** 用拇指指腹以顺时针的方向揉按合谷穴1～3分钟，以有酸胀感为度。

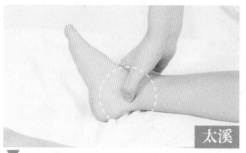

太溪

▼ **常规操作：** 用拇指指腹点按太溪穴3～5分钟，以局部有酸胀感为度。

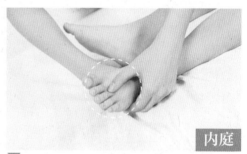

内庭

▼ **常规操作：** 用拇指指腹揉按内庭穴3～5分钟，力度适中，以有酸胀感为度。

辨证加穴

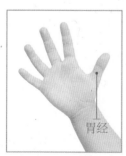

胃经

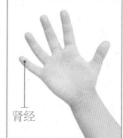

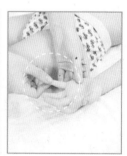

肾经

▼ **加穴 1：** 胃火牙痛型 + 清胃经200次

▼ **加穴 2：** 虚火牙痛型 + 补肾经200次

养护建议

1. 牙痛停止后，家长应带宝宝去口腔医院做详细检查，彻底治疗。
2. 平时要注意口腔卫生，坚持早晚刷牙，并采取正确的刷牙姿势；宝宝太小，没有家长的引导会乱吃食物，常有牙痛的宝宝要少吃甜食，少吃硬的食物，每餐可以适量的给宝宝熬些粥喝，粥不只对胃好，也有利于孩子消化。
3. 加强牙齿锻炼，可在晨起、睡眠前叩齿各36次。

辅助偏方

胃火牙痛型：莲子心饮

原料：莲子心6克，冰糖10克

做法：

锅中放入适量的清水，加入莲子心，先用大火煮沸，然后加入冰糖，续煮至冰糖完全溶化。待稍微冷却后，频频饮用即可，1个星期为1个疗程。

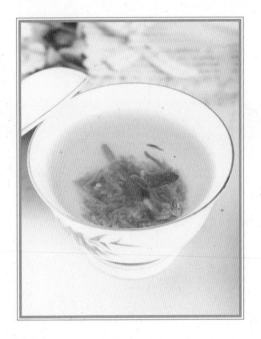

虚火牙痛型：枸杞牛膝煮绿豆

原料：水发绿豆200克，牛膝、枸杞少许

做法：

砂锅注水烧开，倒入牛膝、绿豆，盖上锅盖，大火煮30分钟至析出有效成分。揭开锅盖，倒入枸杞，大火续煮20分钟，搅拌片刻即可。1日1剂。

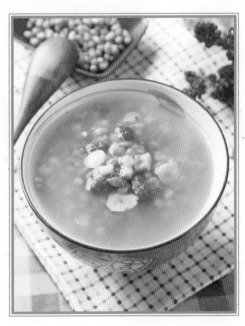

流涎

　　流涎多见于3岁以下的婴幼儿，中医认为"唾为心之液"，所以孩子如果老流涎，就会损耗心的津液，导致心阴虚，引发其它更严重的疾病。对于流涎这个不好的习惯，家长可以教孩子用舌头搅动口腔十来下，然后把口水咽下去，有保健作用。

宝宝病了吗？

脾胃虚寒型： 流涎清稀，面色苍白，手脚冰凉，大便溏薄，小便清长。

心脾郁热型： 流涎黏稠而热，心烦不安，口臭，大便干结，小便短黄。

穴位处方签： 摩腹10分钟、揉按中脘穴20～30次、揉按足三里穴20～30次、点按三阴交穴1分钟。

穴位定位

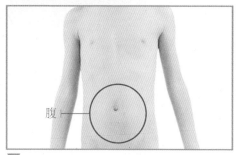

▼ 腹具有培补元气、泄浊通淋的作用。

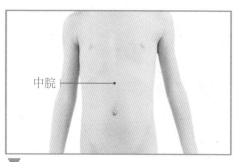

▼ 中脘具有理气和胃、化湿降逆的作用。

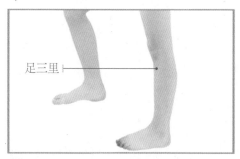

▼ 足三里具有理脾胃、调气血、补虚乏、泻胃热的作用。

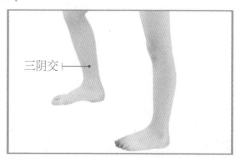

▼ 三阴交具有健脾理血、益肾平肝的作用，能止流涎，亦有安神之效。

按摩操作

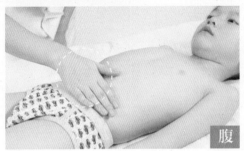

腹

▼ **常规操作**：用手掌先顺时针再逆时针摩腹，腹部温热即可，顺逆各操作5分钟。

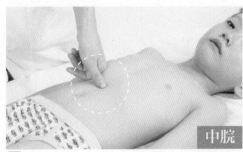

中脘

▼ **常规操作**：用拇指指腹以顺时针的方向揉按中脘穴20～30次，以局部皮肤发热为度。

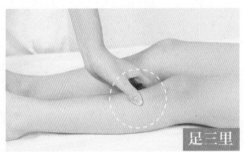

足三里

▼ **常规操作**：用拇指指腹揉按足三里穴20～30次，力度适中，以有酸胀感为度。

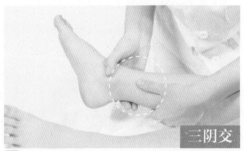

三阴交

▼ **常规操作**：用拇指指腹点按三阴交穴1分钟，以有酸胀感为度。

辨证加穴

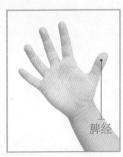

脾经

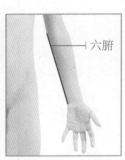

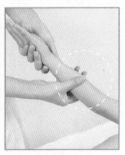

六腑

▼ **加穴1**：脾胃虚寒型＋补脾经200次

▼ **加穴2**：心脾郁热型＋退六腑200次

养护建议

1. 乳母及小儿忌食辛辣炙烤食物。

2. 孩子流涎到嘴角、下巴，如果不能及时帮孩子擦干净的话，可能引起空气中的灰尘附着，这样容易导致孩子娇嫩的皮肤出现湿疹之类的皮肤问题。所以，家长们要准备好一条干净柔软的棉制手绢，孩子流口水之后轻轻擦试干净。切记不可用力过大，擦伤宝宝皮肤。

辅助偏方

脾胃虚寒型：红糖姜枣汤

原料：鲜姜 15 克，红枣 30 克，红糖 30 克

做法：

先将鲜姜洗净去皮，切成细丝，红枣洗净，再将红糖、鲜姜、红枣放入锅中，加入三碗清水煎煮，当水只剩下一半时开始服用。1 天 1 剂，温服效果更佳，若冷却后可稍微加热再服用。

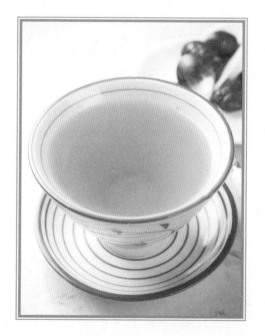

心脾郁热型：苦瓜菊花汤

原料：苦瓜 500 克，菊花 2 克

做法：

洗净的苦瓜对半切开刮去瓤籽，斜刀切块。砂锅中注入适量的清水大火烧开。倒入苦瓜，搅拌片刻，再倒入菊花。大火煮开后略煮一会儿至苦瓜熟透即可。每日 2 次。

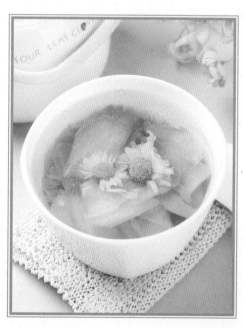

消化不良

小儿消化不良是由饮食不当或非感染性引起的小儿肠胃疾患，会影响患儿进食，导致身体营养摄入不足，发生营养不良概率较高，对小儿生长发育也会造成一定的影响。要让小儿养成良好的进食习惯，比如进食不宜过饱，按时就餐，多吃蔬菜、水果，都可以调节小儿的消化功能。

宝宝病了吗？

消化不良的常见症状有上腹痛、腹胀、胃胀、早饱、嗳气、恶心、呕吐、上腹灼热感等，这些症状持续存在或反复发作，但缺乏特征性，并且极少全部同时出现，多只出现一种或数种。

穴位处方签： 揉按中脘穴1～2分钟、揉按足三里穴1～2分钟、揉按脾俞穴1～2分钟、揉按胃俞穴1～2分钟。

穴位定位

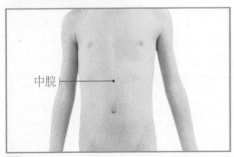

中脘

中脘具有理气和胃、化湿降逆的作用。

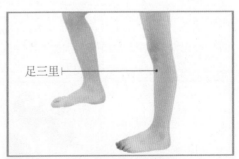

足三里

足三里具有理脾胃、补虚乏的作用。

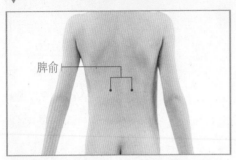

脾俞

脾俞具有健脾和胃、利湿升清的作用，可增强脾脏的运化功能，促进消化吸收。

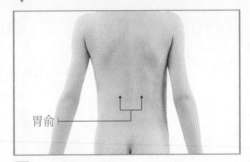

胃俞

胃俞具有和胃调中、祛湿消积的作用，可增强胃的功能，对肠胃疾患有特效。

按摩操作

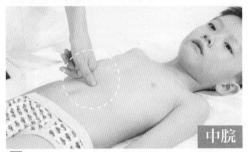

中脘

▼ **常规操作：**用拇指指腹揉按中脘穴 1～2 分钟，力度适中，以发热为度。

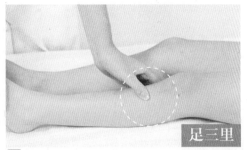

足三里

▼ **常规操作：**用拇指指腹揉按足三里穴 1～2 分钟，以皮肤潮红、发热为度。

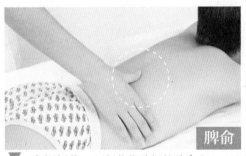

脾俞

▼ **常规操作：**用拇指指腹揉按脾俞穴 1～2 分钟，力度适中，以有酸胀感为度。

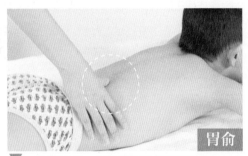

胃俞

▼ **常规操作：**用拇指指腹揉按胃俞穴 1～2 分钟，力度适中，以有酸胀感为度。

养护建议

① **在饮食中，家长应避免给宝宝吃油腻及刺激性食物，**督促宝宝养成良好的饮食、生活习惯，避免暴饮暴食及睡前进食过量；如果孩子不喜欢吃饭，父母就要培养孩子对于吃饭的兴趣，在吃饭时可让幼儿自己参与，捧饭碗、拿小勺，挑选自己爱吃的食物。

② **对于喂养宝宝，可采取少食多餐的方法，**胃口不佳的宝宝可适当食用山楂、陈皮等制作的药膳；家长还可以通过固定时间、固定地点、特定餐具和话语来让孩子意识到要吃饭了，这是通过条件反射的方式来培养孩子吃饭的意识，当热气腾腾的饭菜放在桌上时，他就会意识到"吃饭的时间到了"，不要让孩子养成吃零食的坏习惯。

③ **要加强宝宝体育锻炼，**还要特别注意保持愉快的心情和良好的心境。

便秘

孩子如果饮食和作息时间不规律、营养不良以及没有养成按时排便习惯的话，大多都有便秘的现象。哺乳期的婴儿和不怎么吃米面粗粮的孩子也可导致便秘。总之，大肠功能失常，粪便在肠道停留过久，水分被吸收，粪质就会干燥、坚硬。

宝宝病了吗？

实证便秘型：大便干结，便质干硬，面赤身热，口臭，唇赤，小便黄，进食减少，腹部胀。

虚证便秘型：面白无华，神疲乏力，有便意，但努挣难下，便质不干。

穴位处方签：揉按天枢穴 100 次、揉按足三里穴 50～100 次、推七节骨 100～300 次、清大肠经 100 次。

穴位定位

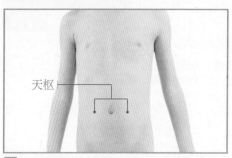

▼ 天枢具有调中和胃、理气健脾的作用。

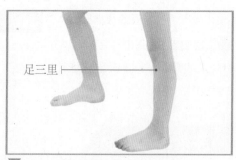

▼ 足三里具有理脾胃、补虚乏的作用。

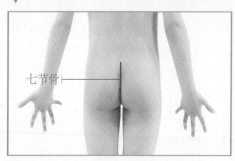

▼ 七节骨具有温阳止泻、泻热通便的作用，能纠正胃肠失调。

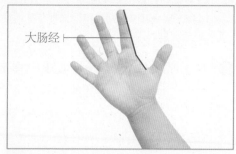

▼ 大肠经具有清利肠腑、消食导滞的作用，可治疗便秘。

按摩操作

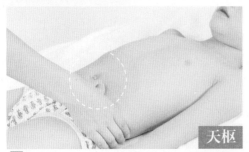

天枢

▼ **常规操作:** 用拇指指腹揉按天枢穴100次,力度适中,以局部皮肤潮红为度。

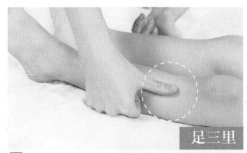

足三里

▼ **常规操作:** 用拇指指腹按足三里穴1下,然后揉3下,一按三揉为1次,操作50~100次。

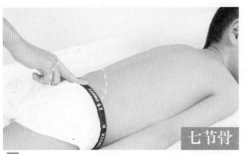

七节骨

▼ **常规操作:** 将食指、中指并拢,用指腹来回推七节骨100~300次。

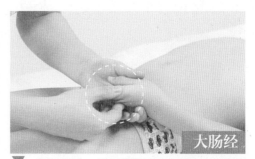

大肠经

▼ **常规操作:** 用拇指指腹从患儿虎口沿桡侧缘直推至食指尖,称清大肠经,操作100次。

辨证加穴

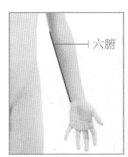
六腑

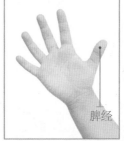

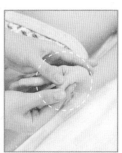
脾经

▼ **加穴1:** 实证便秘型 + 退六腑300次

▼ **加穴2:** 虚证便秘型 + 补脾经300次

养护建议

①. 培养宝宝按时排便的习惯，每次排便后用温水洗净肛门。

②. 改变宝宝不好的饮食习惯，多给宝宝吃粗粮、蔬菜，少吃辛辣刺激食品。

③. 适当带宝宝参加户外活动，这样不但可以防治便秘，而且对宝宝的生长发育也大有好处。

④. 如果给宝宝按摩后仍然不能立即排便，可先应急使用开塞露来缓解症状，再用按摩调理大肠功能。

辅助偏方

实证便秘型：白芍麻仁土豆粥

原料： 土豆150克，大米80克，白芍8克，麻仁6克，姜丝、葱花少许，盐、鸡粉各2克

做法：

土豆切块，砂锅注水烧开，倒入大米，加入白芍、麻仁、土豆块，拌匀，烧开后转小火煮30分钟，放入姜丝、盐、鸡粉、葱花即可。每日1次。

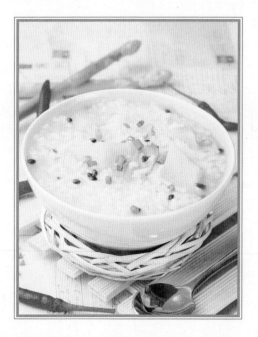

虚证便秘型：蜂蜜拌黑芝麻

原料： 黑芝麻200克，蜂蜜适量

做法：

将黑芝麻放入干燥的锅中，用小火慢炒至熟，然后盛出放凉，加入适量蜂蜜，搅拌均匀，贮存在瓶子里，每天舀一两勺吃。便通即可不再食用。

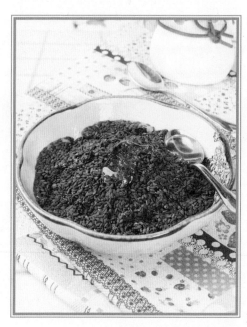

腹泻

小儿腹泻多见于 2 岁以下的婴幼儿，是小儿常见病之一，可由饮食不当和肠道细菌感染或病毒感染引起。严重者可导致身体脱水、酸中毒、电解质紊乱等现象，更甚者可危及小儿生命。

宝宝病了吗？

寒湿泻型：孩子腹鸣，腹胀，腹痛，饮食欠佳，小便清长，大便稀薄或溏稀，大便呈绿色或带有奶块。

伤食泻型：孩子腹胀，有时呕吐，大便稀，带有酸臭味，小便少。

穴位处方签：摩腹 3 ~ 5 分钟、揉按神阙穴 3 ~ 5 分钟、揉按天枢穴 3 ~ 5 分钟、点按脾俞穴 100 次。

穴位定位

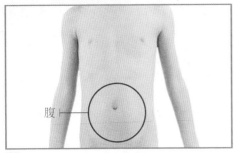

▼ 腹具有培补元气、泄浊通淋的作用。

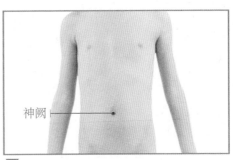

▼ 神阙具有温阳救逆、利水固脱的作用。

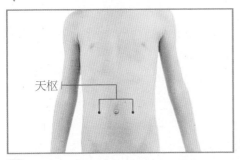

▼ 天枢具有调中和胃、理气健脾的作用，不仅能治疗便秘，还可止腹泻。

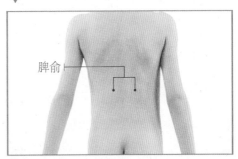

▼ 脾俞具有健脾和胃、利湿升清的作用，可增强脾脏的运化功能，促进消化吸收。

按摩操作

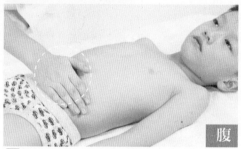

腹

▼ **常规操作：**搓热双掌，用掌心摩腹 3 ~ 5 分钟，力度适中，以潮红为度。

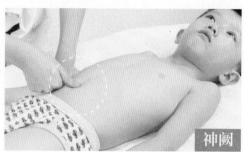

神阙

▼ **常规操作：**用拇指指腹揉按神阙穴 3 ~ 5 分钟，以发热为度。

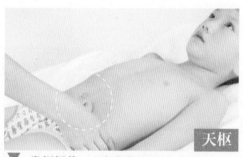

天枢

▼ **常规操作：**用拇指指腹揉按天枢穴 3 ~ 5 分钟，力度适中，以局部皮肤潮红为度。

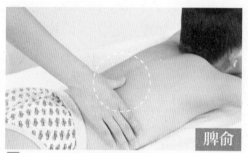

脾俞

▼ **常规操作：**用拇指指腹点按脾俞穴 100 次，力度适中，以有酸胀感为度。

辨证加穴

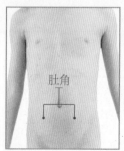

肚角

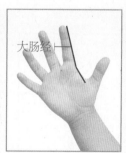

大肠经

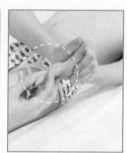

▼ **加穴 1：**寒湿泻型 + 拿肚角 20 次

▼ **加穴 2：**伤食泻型 + 推大肠经 200 次

养护建议

1. 饮食调理非常重要，原则是要先减轻胃肠道的负担，逐渐调整饮食结构。轻症不必禁食补液，重症必须要禁食 8 ~ 16 小时，静脉输液纠正水、电解质紊乱，然后口服补液和易消化的饮食，从少到多，从稀到稠，需 3 ~ 10 天恢复正常饮食。

2. 腹泻对婴幼儿的身体造成的亏损较大，所以必须重视预防。首先应提倡母乳喂养，其次要注意为 6 个月以上的宝宝循序渐进的添加辅食。

辅助偏方

寒湿泻型：佛手姜汤

原料：佛手 10 克，生姜 6 克，白砂糖适量
做法：
将生姜洗净去皮，切成薄片；佛手洗净，切成小块。先将生姜、佛手放入砂锅中，加入适量的清水煎煮至析出有效成分，去渣后加入白砂糖即可。代茶频饮。

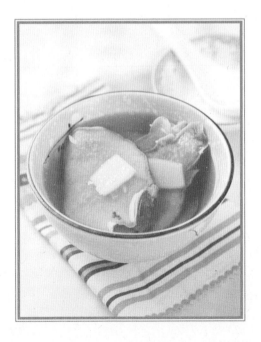

伤食泻型：三鲜消滞饮

原料：鲜山楂 20 克，鲜萝卜 30 克，鲜青橘皮 6 克，冰糖适量
做法：
将鲜山楂、鲜萝卜、鲜青橘皮洗净切丝，加水用旺火烧开后改用文火煨半小时，然后弃渣取汁，加入冰糖继续煮沸即成。每日 3 次。

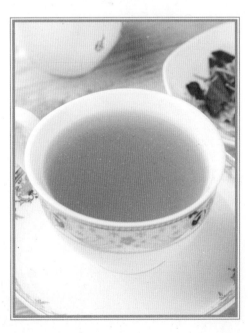

疝气

疝气，即人体组织或器官一部分离开了原来的部位，通过人体间隙、缺损或薄弱部位进入另一部位的状态。小儿疝气首先影响的是患儿的消化系统，多是因为咳嗽、过度啼哭等原因引起。

宝宝病了吗？

通常在小孩哭闹、剧烈运动、大便干结时，在腹股沟处会有一突起块状肿物，有时会延伸至阴囊或阴唇部位，在平躺或用手按压时会自行消失。一旦疝块发生嵌顿（疝气包块无法回纳）则会出现腹痛、恶心、呕吐、发热、厌食或哭闹。

穴位处方签： 按压天枢穴 200 次、按压气海穴 100 ~ 200 次、按压气冲穴 200 ~ 300 次、按压归来穴 200 ~ 300 次。

穴位定位

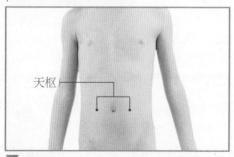

▼ 天枢具有调中和胃、理气健脾的作用。

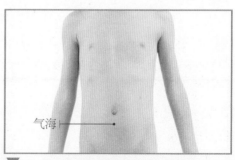

▼ 气海具有补气理气、益肾固精的作用。

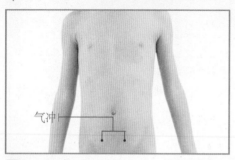

▼ 气冲具有理气止痛、通经活络的作用，能增强托举脏器的能力。

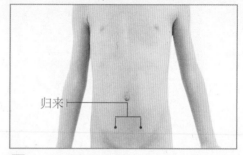

▼ 归来具有活血化瘀、通络止痛的作用，能缓解疝气引起的腹痛。

按摩操作

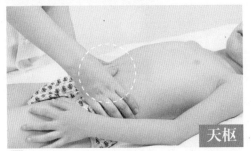

天枢

▼ **常规操作：**用拇指指腹垂直用力按压天枢穴 200 次，以潮红为度。

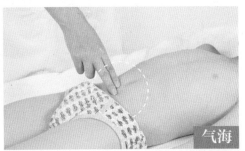

气海

▼ **常规操作：**将食指、中指紧并，用指腹垂直按压气海穴 100 ~ 200 次。

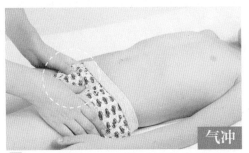

气冲

▼ **常规操作：**用手指指腹垂直用力按压气冲穴 200 ~ 300 次，并向上推按数次。

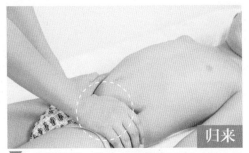

归来

▼ **常规操作：**将掌心吸定在皮肤上，用力按压归来穴 200 ~ 300 次。

养护建议

1. **要尽量的使宝宝疝气的程度不再加重，**尽量避免发生嵌顿的情况而危及宝宝的生命。因此结合宝宝疝气发生的原因，如宝宝哭闹、宝宝咳嗽或者是便秘，应尽量减少或者是避免这些问题的出现。

2. **一般在四岁前，随着年龄的增长和腹壁肌肉的加强，有自然愈合的可能，**建议可以用疝气带压迫住不要让疝再出来。

3. **尽量避免宝宝剧烈运动，**尽量减少宝宝奔跑与久立、久蹲。疝气坠下时，家长可用手轻轻将疝气推回腹腔，适时注意平躺休息，适当增加营养，平时可吃一些具有补气功效的食物，如扁豆、山药、鸡蛋、鱼、肉等，稍大一些的幼儿疝气患者，应适当进行锻炼，以增强体质。

脱肛

小儿脱肛是指小儿直肠甚至部分结肠不在正常生理位置，移位脱出肛门外的病症，一般多见于 1 ~ 4 岁的小儿。用力排便、剧烈咳嗽、呕吐、经常腹泻等后天因素都会引起脱肛。由于小儿体质虚弱，所以必须配合饮食调养，增强直肠、肛门组织的韧度。

宝宝病了吗？

初期排便时直肠黏膜脱出，便后自行复位；随着病情的进展，身体抵抗力逐渐减弱，日久失治，直肠全层或部分乙状结肠突出，甚至咳嗽、负重、行路、下蹲时也会脱出，而且不易复位。

穴位处方签： 揉按百会穴 2 ~ 3 分钟、揉按神阙穴 4 分钟、补脾经 100 ~ 200 次、清肺经 100 次。

穴位定位

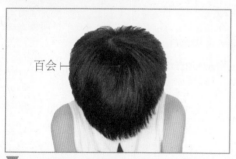

百会

百会具有熄风醒脑、升阳固脱的作用。

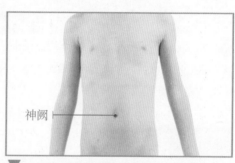

神阙

神阙具有温阳救逆、利水固脱的作用。

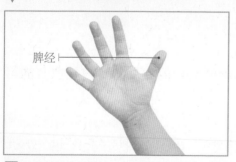

脾经

脾经具有健脾养胃、调理肠道的作用，能加强脾的运化功能。

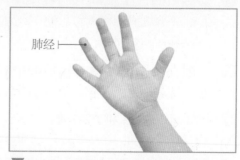

肺经

肺经具有宣肺理气、清热止咳的作用，能防治久咳、腹腔压力长期增高引起的脱肛。

按摩操作

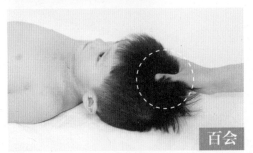

百会

▼ **常规操作：**用拇指指腹稍用力匀速回旋揉按百会穴 2 ~ 3 分钟。

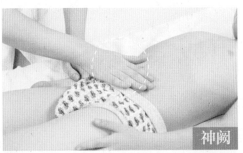

神阙

▼ **常规操作：**搓热双掌掌心，用手掌围绕神阙穴先顺时针揉按 2 分钟，再逆时针揉按 2 分钟。

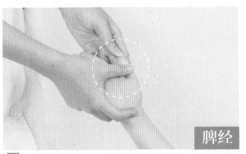

脾经

▼ **常规操作：**拇指指腹从患儿拇指指尖桡侧面向指根方向直推 100 ~ 200 次。

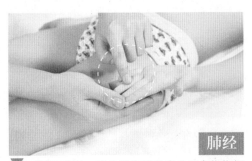

肺经

▼ **常规操作：**用食指指腹从患儿无名指指根往指尖方向直推，为清肺经，操作 100 次。

养护建议

①. **加强肛门护理和清洁，**每次大便后用温水先清洗肛门，并及时将脱出的直肠揉托还纳至原位；大便时间不能太长，更不要久坐痰盂。

②. **家长应注意日常给孩子增强营养，**多给其食用含纤维素的食物，少给其食用肉类食物；宝宝初添加辅食时，要适当的、循序渐进的来完成；注重饮食卫生，防止腹泻或便秘，鼓励患儿做提肛锻炼，减少脱肛症的罹患率。

③. **因为孩子通常在生长到 18 ~ 24 个月时，控制排泄的肌肉才逐渐发育成熟，家长应规范养护方式，**反复性的、强迫性的把尿非常不利于孩子髋关节的正常发育，同时还很容易导致孩子罹患上脱肛症。所以在幼儿的养护过程中，尽量少把尿，不要强迫、过早的为孩子把尿。

疳积

疳积与现代医学所说的"小儿营养不良"相类似。营养不良是因蛋白质、能量不足所引起的一种慢性营养缺乏症，主要是由于喂养不当或摄入不足所致，也可继发于某些疾病，本病多见于3岁以内婴幼儿。

宝宝病了吗?

其主要症状为疲乏无力、面黄肌瘦、烦躁爱哭、睡眠不安、食欲不振、体重逐渐减轻、毛发干枯稀疏、大便不调等，严重者可影响智力发育。

穴位处方签: 推脾经 60 ~ 100 次、推揉板门 100 次、清大肠经 60 ~ 100 次、运内八卦 100 次。

穴位定位

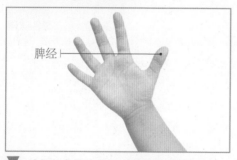

脾经

脾经具有健脾养胃、调理肠道的作用。

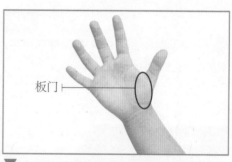

板门

板门具有健脾和胃、消食化积的作用。

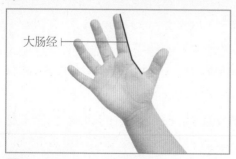

大肠经

大肠经具有清利肠腑、消食导滞的作用，能调节大肠功能，促进胃肠动力。

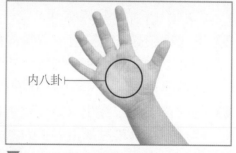

内八卦

内八卦具有宽胸利膈、通腑降气的作用，善治消化系统、呼吸系统病症。

按摩操作

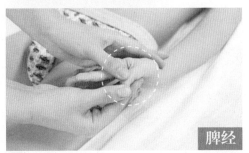

脾经

▼ **常规操作：**用拇指指腹自患儿大拇指指尖往指根方向直推，反复 60 ~ 100 次。

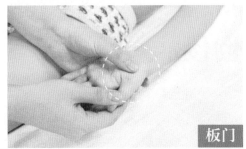

板门

▼ **常规操作：**用拇指指腹自患儿拇指指根大鱼际处往腕横纹处推揉 100 次。

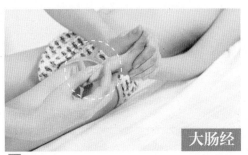

大肠经

▼ **常规操作：**用食指指腹从患儿虎口沿桡侧缘直推至食指尖，反复推拿 60 ~ 100 次。

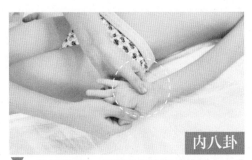

内八卦

▼ **常规操作：**用拇指指腹顺时针揉内八卦 100 次，以局部皮肤发红为度。

养护建议

①. 疳积的宝宝要积极治疗原发病，合理喂养，饮食的营养成分要高，烹调的色、香、味要能促进孩子的食欲，同时又易于消化，从而纠正饮食偏嗜、过食肥甘滋补、贪吃零食、饥饱无常等不良饮食习惯。

②. 提倡母乳喂养，乳食定时定量，按时按序添加辅食，供给多种营养物质，以满足小儿生长发育的需要，人工喂养的宝宝可用牛乳或豆浆做代乳品。

③. 夏天不宜断奶，宜在逐步添加辅助食品的基础上断奶。

④. 合理安排宝宝的生活起居，保证充足的睡眠时间，经常户外活动，呼吸新鲜空气，多晒太阳，增强体质。

佝偻病

小儿佝偻病，民间俗称"软骨病"，是一种以骨骼生长发育障碍和肌肉松弛为主的慢性营养缺乏疾病。多见于3岁以下的小孩，其发病原因是先天营养不足、喂养不当、维生素D缺乏等。预防佝偻病，以补钙补铁为主，多食蛋白质含量高的食物。

宝宝病了吗？

小儿佝偻病多自3个月左右开始发病，最初多表现为精神、神经方面的症状，如烦躁不安、哭闹、夜间容易惊醒和多汗等特征。同时可有轻度的骨骼改变体征。X线片可无异常或见临时钙化带模糊变薄、干骺端稍增宽。

穴位处方签： 揉按气海穴6分钟、补脾经100次、补肾经200次、推按板门50次。

穴位定位

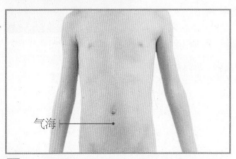

▼ 气海具有补气理气、益肾固精的作用。

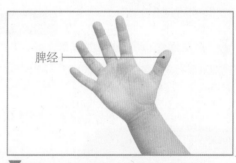

▼ 脾经具有健脾养胃、调理肠道的作用。

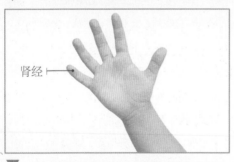

▼ 肾经具有补肾益脑、强腰利膝的作用，能促进骨骼发育。

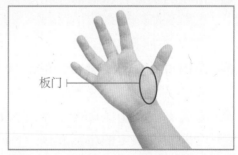

▼ 板门具有健脾和胃、消食化积的作用，能帮助吸收所需营养素、缓解佝偻病。

按摩操作

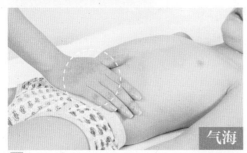

气海

▼ **常规操作**：搓热掌心，对准气海穴先顺时针再逆时针揉按，各揉按3分钟。

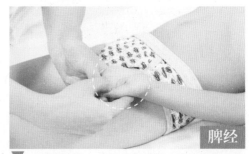

脾经

▼ **常规操作**：用拇指指腹从患儿拇指指尖桡侧面向指根方向直推100次。

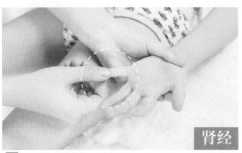

肾经

▼ **常规操作**：用拇指螺纹面着力，从小儿小指指尖直推向指根，操作200次。

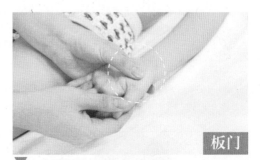

板门

▼ **常规操作**：用拇指指腹按板门10秒，然后自患儿拇指指根往腕横纹处直推50次。

养护建议

1. **家长应按医生的嘱咐给宝宝合理用药，**并逐渐加强宝宝的体格锻炼，对于病情较重的宝宝不要让其过早站立或走路，以预防骨骼畸形或损伤。

2. **注意皮肤护理，衣着穿戴要合适。**佝偻病的宝宝头部爱出汗，穿戴过多促使出汗多，容易着凉。平时要注意皮肤的清洁，有汗应及时擦干，勤换内衣，预防感冒。

3. **饮食上，对较小婴儿应鼓励母乳喂养，**如母乳较少或没有母乳，应尽可能吃维生素A、维生素D强化牛奶，6个月以上的婴儿要注意添加辅食，比如蔬菜、水果及蛋黄等。佝偻病的孩童可以通过每日服用维生素D的方式来治疗。一般患儿在用药1到2个月的时间后就可以治愈，在治疗过程中也可以多晒太阳来辅助治疗。

夜啼

小儿夜啼症，常见于1岁以内的哺乳期婴儿，多因受惊或身体不适所引起。中医认为本病多因小儿脾寒，神气未充，心火上乘，食积等所致。婴儿入夜啼哭不安，难以查明其真正原因，请尽早就医治疗，仔细检查体格，必要时辅以有关的实验室检查，以免贻误患儿病情。

宝宝病了吗？

婴儿长期夜间烦躁不安，啼哭不停，或时哭时止，辗转难睡，天明始见转静，日间则一切如常，伴四肢欠温、吮乳无力、胃纳欠佳、大便溏薄、小便较清或面赤唇红、大便秘结、小便短赤。

穴位处方签：掐压印堂穴50～100次、推揉膻中穴300次、点揉神门穴2分钟、点揉三阴交穴2分钟。

穴位定位

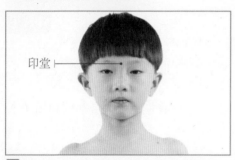

▼ 印堂具有清头明目、通鼻开窍的作用。

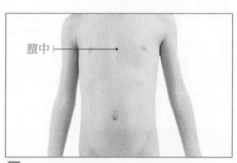

▼ 膻中具有理气宽胸、清肺化痰的作用。

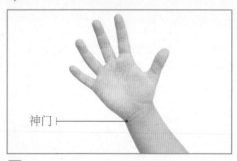

▼ 神门是心经的俞穴，亦是原穴，具有益心安神、通经活络的作用。

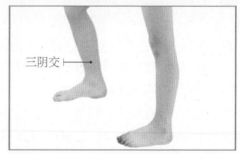

▼ 三阴交具有健脾理血、益肾平肝的作用，可滋阴除烦躁。

按摩操作

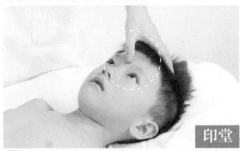

印堂

▼ **常规操作：**用拇指指尖以每秒 1 次的频率有节奏地掐压印堂穴 50 ~ 100 次。

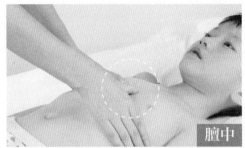

膻中

▼ **常规操作：**用拇指指腹推揉膻中穴，一推一揉为 1 次，常规操作 300 次，以潮红为度。

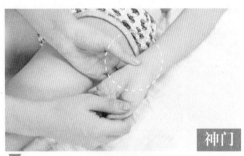

神门

▼ **常规操作：**用拇指指腹以点二下揉三下的频率，点揉神门穴 2 分钟。

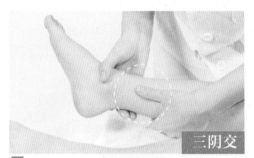

三阴交

▼ **常规操作：**用拇指指腹以点二下揉三下的频率，点揉三阴交穴 2 分钟。

养护建议

① **若宝宝无故啼哭不止，要注意寻找原因，**如饥饿、过饱、闷热、寒冷、虫咬、尿布浸渍、衣被刺激等，以便于对因治疗。如因疾病引起的啼哭（日夜俱哭），则应去医院检查，以免贻误病情。

② **宝宝的卧室应保持清洁、安静；**不可将婴儿抱在怀中睡眠，不通宵开启灯具，养成良好的睡眠习惯。

③ **孕妇及乳母不可过食寒凉及辛辣热性食物，**注意宝宝的饮食卫生，以易消化食物为主；平时勿惊吓宝宝，以免宝宝因精神紧张而夜啼。

④ **平时要注意防寒保暖，**但也勿衣被过暖。

百日咳

小儿百日咳是小儿常见的一种呼吸道传染性疾病，是由百日咳杆菌所引起。以阵发性痉挛咳嗽，伴有鸡鸣样吸气声或吸气样吼声为其主要特征。病程长，可长达 2～3 个月。

宝宝病了吗?

发病初期，宝宝可出现流鼻涕、打喷嚏、低热、轻微咳嗽，数日后咳嗽加重，转变为阵咳或剧烈咳嗽，可持续 2～3 周，咳后伴有鸡鸣样吸气声。经过 5～6 个星期后到恢复期病情才会慢慢减轻。

穴位处方签: 推天河水 100～200 次、推六腑 200 次、揉天突穴 1～2 分钟、揉膻中穴 1～2 分钟。

穴位定位

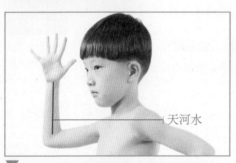

天河水

▼ 天河水具有清热解表、泻火除烦的作用。

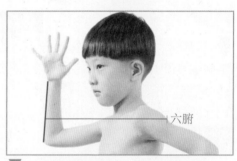

六腑

▼ 六腑具有清热解毒、消肿止痛的作用。

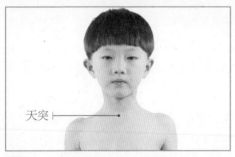

天突

▼ 天突具有理气化痰、清咽开音的作用，能松弛平滑肌，改善痉挛咳嗽。

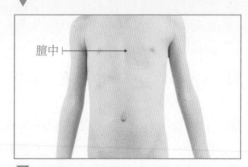

膻中

▼ 膻中具有理气宽胸、清肺化痰的作用，为治疗胸闷、咳嗽的要穴。

按摩操作

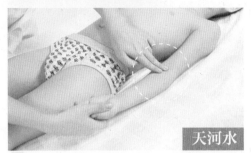

天河水

▼ **常规操作：**用食指、中指指腹从患儿腕横纹处推向肘横纹处，推 100 ～ 200 次。

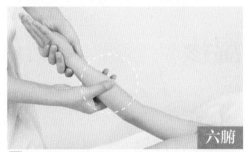

六腑

▼ **常规操作：**用拇指指腹沿着患儿前臂尺侧，从患儿腕横纹处推向肘横纹处，推 200 次。

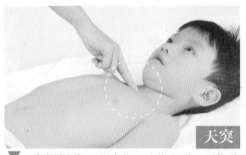

天突

▼ **常规操作：**将食指、中指紧并，用指腹轻揉天突穴 1 ～ 2 分钟。

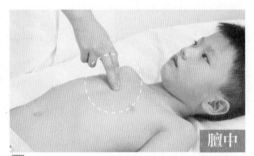

膻中

▼ **常规操作：**用食指、中指指腹揉膻中穴 1 ～ 2 分钟，以局部皮肤发红为止。

养护建议

① **发现宝宝得了百日咳，应马上隔离，**隔离期限从发病日算起 6 个星期。

② **保持居室内空气新鲜，**屋内不要吸烟和炒菜，避免灰尘和不良气味，以免刺激宝宝咳嗽发作。经常带宝宝到户外呼吸新鲜空气，晒太阳，但注意保暖，防止着凉。

③ **应多给宝宝吃一些富含维生素的水果和蔬菜，**对 6 个月以上的宝宝可以给他们吃一些稠厚的饮食。

④ **百日咳是传染性较强、病情顽固及并发症较严重的疾病。**百日咳流行季节，可对以前已经接受过预防接种的宝宝，再注射一次疫苗，促使抗体产生，加强免疫力。

湿疹

小儿湿疹是一种变态反应性皮肤病，即平常说的过敏性皮肤病。主要是对食入物、吸入物或接触物不耐受或过敏所致。一般发生于 2 ~ 6 个月的婴儿。

宝宝病了吗？

患有湿疹的孩子起初皮肤发红，出现皮疹，继之皮肤发糙、脱屑，抚摸孩子的皮肤如同触摸在砂纸上一样。遇热、遇湿都可使湿疹表现显著。

穴位处方笺： 运板门 100 ~ 300 次、清肺经 300 ~ 500 次、清胃经 100 ~ 500 次、点按足三里穴 60 ~ 100 次。

穴位定位

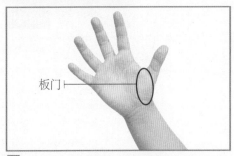

▼ 板门具有健脾和胃、利湿升清的作用。

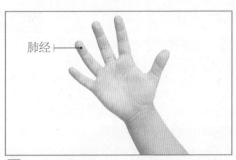

▼ 肺经具有宣肺理气、清热散邪的作用。

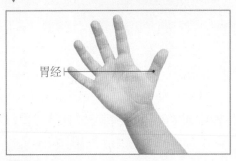

▼ 胃经具有和胃降逆、清热泻火的作用，且偏重于清利湿热。

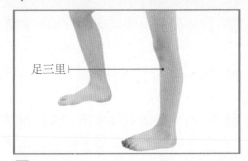

▼ 足三里具有理脾胃、调气血、补虚乏、泻胃热的作用。

按摩操作

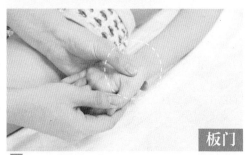

板门

▼ **常规操作：**拇指指腹揉按孩子板门，以顺时针方向揉100～300次。

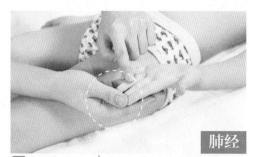

肺经

▼ **常规操作：**用食指指腹从宝宝无名指指根直推向指尖，推300～500次，力度由轻渐重。

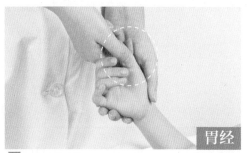

胃经

▼ **常规操作：**双手拇指自孩子掌根推至拇指根部，推100～500次。

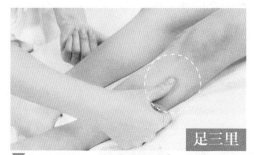

足三里

▼ **常规操作：**用拇指指腹稍用力点按足三里穴60～100次，至潮红发热为度。

养护建议

1. **饮食方面，如果是母乳喂养，母亲尽量避免吃容易引起过敏的食物，**如海鲜。过敏体质的宝宝，不要喂食牛奶，也不要给他吃蛋黄、鱼虾类食物。

2. **避免小儿搔抓；**宝宝的内衣应选纯棉制品，减少化纤和羊毛织物的刺激，衣服和尿布清洗时要将洗涤剂冲洗干净。

3. **用温水洗脸、洗澡，保持皮肤清洁。**有的家长认为宝宝有湿疹，应减少洗脸、洗澡次数，这个观点是错误的。避免宝宝搔抓，防止病情扩散才是重中之重。

4. **湿疹部位不要用热水和肥皂清洗，**可以用消毒的植物油或石腊油擦拭，不用刺激性强的外用药。

流行性腮腺炎

流行性腮腺炎，俗称"痄腮""流腮"，是由腮腺炎病毒引起的一种急性呼吸道传染病。多见于 4 ～ 15 岁的儿童和青少年，频发于冬、春季。其特征为腮腺的非化脓性肿胀疼痛。

宝宝病了吗？

本病大多数发病急骤，有恶寒发热、头痛、恶心、咽痛、全身不适、食欲不振等症状，1 ～ 2 天后可见耳下一侧或两侧腮腺肿大、边缘不清、局部疼痛、咀嚼不便。

穴位处方签： 退六腑 100 ～ 300 次、清胃经 100 ～ 500 次、叩掐合谷穴 10 次、推天河水 300 ～ 500 次。

穴位定位

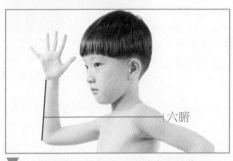

▼ 六腑具有清热解毒、消肿止痛的作用。

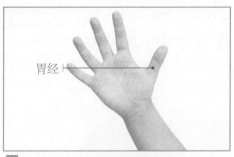

▼ 胃经具有和胃降逆、清热泻火的作用。

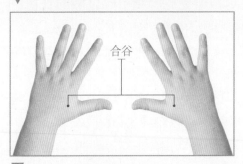

▼ 合谷具有镇静止痛、通经活经、清热解表的作用。

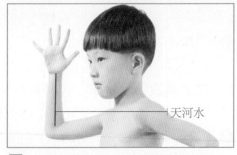

▼ 天河水具有清热解表、泻火除烦的作用，能驱散外邪，改善流行性腮腺炎。

按摩操作

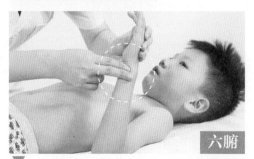

六腑

▼ **常规操作：**将食指、中指并拢，用指腹自肘推向腕，推100～300次，以局部潮红为度。

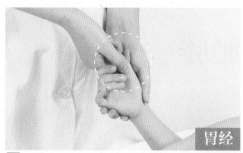

胃经

▼ **常规操作：**用拇指指腹自掌根推至拇指根部，推100～500次，以局部潮红为度。

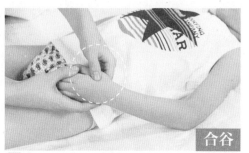

合谷

▼ **常规操作：**将拇指和食指相对置于合谷穴处，用叩掐法匀速叩掐，约5秒1次，操作10次。

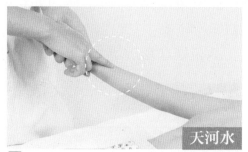

天河水

▼ **常规操作：**将食指、中指并拢，用指腹自腕部直推至肘部，推300～500次。

养护建议

① **流行性腮腺炎是由病毒引起的，**中药板蓝根有清热解毒之功能，可以配合服用。

② **腮肿的局部可将如意金黄散用茶或醋调成糊状后外敷，**可起到消肿止痛的作用。

③ **要给孩子吃富有营养且易消化的半流食或软食，**不要给宝宝吃酸、辣、甜味及干硬的食品。

④ **多给宝宝喝温开水，**这样有利于退热及排出毒素。对体温超过39℃的宝宝，可采用头部冷敷、温水擦浴的方法退热，或在医生指导下使用退热药。

⑤ **观察患儿的病情变化，**若出现头痛、呕吐、精神萎靡时，可能合并腮腺炎脑炎。

肥胖

小儿肥胖是指小儿体重超过同性别、同年龄健康儿，一定程度的明显超重与脂肪层过厚症状，是体内脂肪，尤其是甘油三酯积聚过多而导致的一种状态。本症状是由于食物摄入过多或机体代谢改变而导致体内脂肪积聚过多，造成体重过度增长。

宝宝病了吗？

皮下脂肪丰满，分布比较均匀，身体脂肪积聚以乳部、腹部、臀部及肩部为显著，腹部皮肤出现白纹、粉红色或紫纹；四肢肥胖，尤以上臂和臀部明显。无内分泌紊乱和代谢障碍性疾病，常有疲劳感，活动时气短或腿痛，行动笨拙。

穴位处方签：推脾经100次、清大肠经100次、揉关元穴6分钟、揉按丰隆穴5分钟。

穴位定位

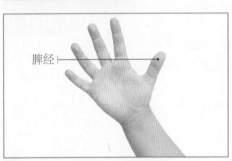

▼ 脾经具有健脾养胃、调理肠道的作用。

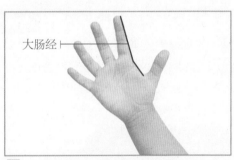

▼ 大肠经具有清利肠腑、消食导滞的作用。

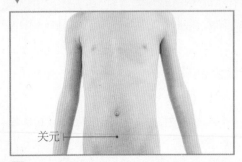

▼ 关元具有培肾固本、补气回阳、清热利湿的作用。

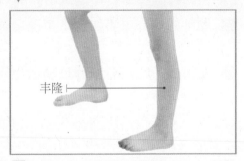

▼ 丰隆具有和胃气、化痰湿的作用，使水有所化，痰无所聚，达到降脂减重的作用。

按摩操作

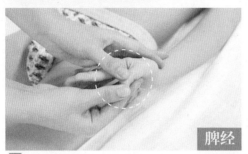

脾经

▼ **常规操作：** 用拇指指腹自患儿大拇指指尖往指根方向直推，反复100次。

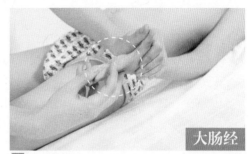

大肠经

▼ **常规操作：** 用拇指指腹从患儿虎口沿桡侧缘直推至食指尖，反复推拿100次。

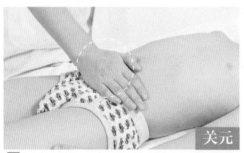

关元

▼ **常规操作：** 用手掌环形揉关元穴及周围皮肤6分钟，以局部皮肤潮红为度。

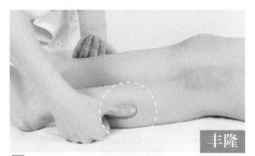

丰隆

▼ **常规操作：** 用拇指指腹揉按丰隆穴5分钟，力度适中，以有酸胀感为度。

养护建议

1. **要使肥胖宝宝的体重减轻就必须限制饮食**，使每日摄入的能量低于机体消耗总能量，宜选用热量少、体积大的食物，以满足患儿的食欲，不致引起饥饿感，如绿叶菜、萝卜、豆腐等。进餐次数不宜过少，必要时，两餐之间可供低热量的点心，每餐进食的量应合理。父母应当树立良好的饮食榜样和提供多种的健康食品。

2. **在限制饮食的同时，增加运动使能量消耗是减轻肥胖者体重的重要手段之一**，每天进行30分钟的身体锻炼是合适的。但因肥胖小儿运动时气短、运动笨拙而不愿运动，需要家长、患儿合作，共同制定运动计划。

麻痹后遗症

小儿麻痹症学名叫脊髓灰质炎，是由灰质炎病毒入侵脊髓、脑干细胞和脊神经，破坏神经细胞，造成肌肉弛缓性瘫痪的一种疾病，一年四季均有发病，以夏、秋季较多，是一种严重的致残性疾病，严重者可造成终身肢体残疾。

宝宝病了吗？

脾胃虚弱型：肢体萎软无力，面色萎黄，精神疲倦，食欲不振，四肢欠温，大便秘结或溏薄。

肝肾亏虚型：肌肉松软萎缩，肢体畸形，全身可伴有虚弱症状。

穴位处方签：揉按肩髃穴 3 分钟、揉按合谷穴 2 ～ 3 分钟、拍打阳陵泉穴 3 分钟、推揉足三里穴 3 分钟。

穴位定位

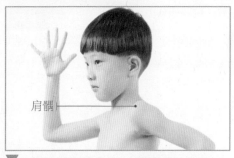

肩髃具有活血散风、通利关节的作用。

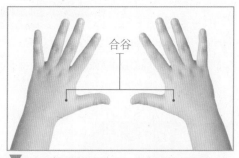

合谷具有镇静止痛、通经活络的作用。

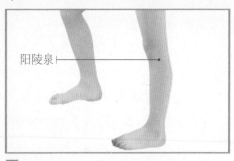

阳陵泉是八会穴之筋会，筋气聚会之处，具有舒肝利胆、强健腰膝的作用。

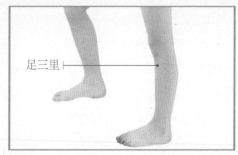

足三里具有理脾胃、调气血、补虚乏、泻胃热的作用。

按摩操作

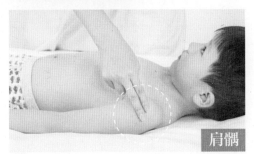

肩髃

▼ **常规操作：**将食指、中指紧并，用指腹揉按肩髃穴3分钟，以有酸胀感为度。

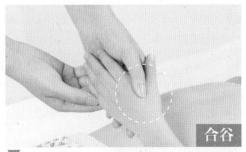

合谷

▼ **常规操作：**将拇指指腹放于合谷穴上，揉按2~3分钟，以有酸胀感为度。

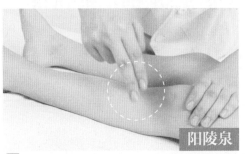

阳陵泉

▼ **常规操作：**将食指、中指紧并，用指腹拍打阳陵泉穴3分钟，以局部皮肤发红为度。

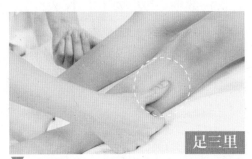

足三里

▼ **常规操作：**将拇指放于足三里穴上，用指腹推揉3分钟，以有酸胀感为度。

辨证加穴

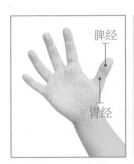

脾经

胃经

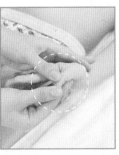

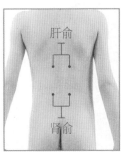

肝俞

肾俞

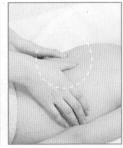

▼ **加穴1：**脾胃虚弱型＋补脾经、补胃经各60次

▼ **加穴2：**肝肾亏虚型＋揉肝俞穴、肾俞穴各30次

养护建议

1. 早期宝宝要绝对卧床，避免剧烈运动，以防瘫痪范围扩大。患肢疼痛时可以进行热敷。更换睡卧姿势时，双臂贴身于两旁，不宜张开，每2小时翻身1次。

2. 保证宝宝营养的供给，食后有呛咳者，要多吃稠的或软的食物，尽量少吃稀的。发生吞咽困难者应送到医院进行鼻饲或由静脉保证入量。

3. 后遗症期，要给患儿多加按摩，以帮助肌肉恢复功能。

辅助偏方

脾胃虚弱型：党参白术茶

原料：白术15克，黄芪15克，党参15克，红枣20克

做法：

砂锅注水烧开，放入白术、黄芪、党参、红枣，煮约30分钟至药材析出有效成分，关火后盛出煮好的药茶，装入碗中即可。每日1剂。

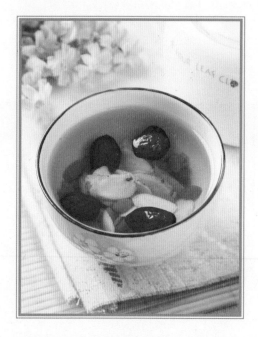

肝肾亏虚型：枸杞菊花茶

原料：枸杞5克，菊花3克

做法：

砂锅注水烧开，倒入菊花，煮沸后用小火煮约10分钟，至其散发出香味，撒上枸杞，用小火续煮约3分钟，至其析出营养物质即成。每次服用半杯至一杯，每日2次。

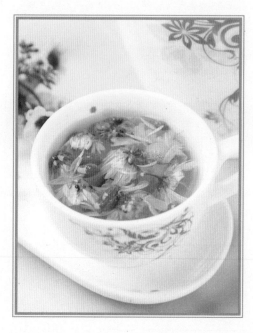